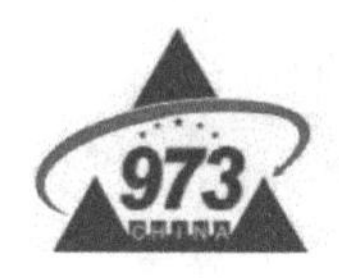

国家973计划项目

“中医临床各科诊疗理论框架结构研究”成果

金元四大家医书校注丛书

石　岩　总主编

兰室秘藏

金·李杲　著

谷建军　校注

科学出版社

北　京

内 容 简 介

《兰室秘藏》为一部综合性医书，金·李杲撰。李杲，字明之，真定（今河北省正定）人，晚年自号东垣老人，金元四大家之一，脾胃学说的创始人。本书刊行于1276年，书名“兰室”取《素问·灵兰秘典论》“藏灵兰之室”语，表明本书有珍藏的价值。全书三卷，分述了饮食劳倦、中满腹胀、心腹痞、胃脘痛、眼耳鼻、口齿咽喉、妇人、疮疡等21门病证，有论有案，切于实用，是学习东垣及易水思想的重要参考书。东垣执“土为万物之母，脾胃为生化之源”的理论，强调在治疗过程中要特别重视脾胃的功能。本书所载方剂，多为东垣创制，药味虽多，然配伍精当，切于临床实用，对后世有很大影响。

本书适用于中医研究者、中医院校师生使用，也可供中医爱好者参考。

图书在版编目（CIP）数据

兰室秘藏 /（金）李杲著；谷建军校注. —北京：科学出版社，2021.6
（金元四大家医书校注丛书/石岩总主编）
ISBN 978-7-03-068903-0

Ⅰ. ①兰…　Ⅱ. ①李…　②谷…　Ⅲ. ①中医临床-经验-中国-金代
Ⅳ. ①R249.464

中国版本图书馆CIP数据核字（2021）第103247号

责任编辑：刘　亚 / 责任校对：王晓茜
责任印制：徐晓晨 / 封面设计：黄华斌

科学出版社 出版
北京东黄城根北街16号
邮政编码：100717
http://www.sciencep.com
北京中科印刷有限公司 印刷
科学出版社发行　各地新华书店经销
*
2021年6月第　一　版　开本：720×1000　1/16
2021年6月第一次印刷　印张：9 1/2
字数：159 000
定价：58.00元
（如有印装质量问题，我社负责调换）

丛书编委会

总前言

中医药学是一个伟大的宝库，其学术源远流长，其理论博大精深，其学说百家争鸣。若要真正掌握其思想精髓，灵活应用以治病救人，非熟读、领悟历代医学经典别无他路。国家中医药管理局因此提出“读经典，做临床”的口号，以倡导中医界的同事、学子，认真研读历代有代表性的中医典籍，以提高中医理论与临床水平。

金元时期是中医药学迅速发展的时期。受宋明理学的影响，中医药学针对宋以前的诊疗模式、临症方法展开了学术争鸣，全面探究病因病机理论，形成了新的外感内伤病机学说，即金元四大家的学术争鸣。他们对宋以前那种“方证相应”“以方名证”，临证辨识“方证”的诊疗模式提出了挑战，开始大量使用《内经》阴阳五行、脏腑气血学说探讨病因病机，推导和辨析临症证候及症状发生和变化的机理。

金元四大家以刘完素为首。刘完素，字守真，自号通玄处士。河间人（今河北省河间县），故尊称刘河间。他在精研《素问》《伤寒论》的基础上，以“火热论”阐发六气病机，提出了“六气皆从火化”的著名论点，力主寒凉治病，创立了寒凉学派。主要著作有《素问玄机原病式》《黄帝素问宣明论方》和《素问病机气宜保命集》。

张从正，字子和，自号戴人。睢州考城人（今河南睢县、兰考一带）。私淑刘河间，治病宗河间寒凉之法，又发展河间寒凉学派为以寒凉攻邪为特点的攻邪学派。他认为疾病“或自外而入，或由内而生，皆邪气也”，邪留则正伤，邪去则正安，故治疗上以汗、吐、下三法攻除疾病。其代表作为《儒门事亲》。

李杲，字明之，真定人（今河北正定），居于东垣地区，晚号东垣老人。师事张元素，依据《内经》以胃气为本的理论，提出了“内伤脾胃，百病由生”的观点，治疗上强调调理脾胃，升提中气，创立了补土学派。其代表作为《脾胃论》《内外伤辨惑论》和《兰室秘藏》。

朱震亨，字彦修，婺州义乌人（今浙江义乌市），其乡有小河名丹溪，故尊之为丹溪翁。丹溪师事罗知悌，又受到刘完素、张从正、李杲三家学说的影响及程、朱理学的影响，倡导“阳常有余，阴常不足”和“相火”易于妄动耗伤精血的观点，治疗上主张滋阴降火，善用滋阴降火药，后世称其学术流派为养阴派。丹溪的著作，以《局方发挥》《格致余论》和《金匮钩玄》为代表，而《丹溪心法》等则为其门人弟子整理其学术经验而成书。

金元四大家及其传承弟子经过不断的研究、探讨与实践，构建了当时中医学临症诊疗模式及临症的基本理论框架，即“时方派”的特色学术。时方派的理论、实践及诊疗模式是在宋代医学着重方剂的收集、整理、汇总的基础上，又在临症理论、诊疗模式方面进行了一次更深入的研讨、辨析与提高，把古代有着各自发展轨迹的“医经理论”与“经方实践”在方法上进行了相融的构建，形成了金元时期用医经理论推导、辨析、诠释“方”与“证”之间关系的辨（病机）证施治的基本模型。这种初始的模型经过后世的不断发展、完善，逐渐丰富它的理论框架，形成了后世中医学临症的主流模式，亦是我们现代中医临症官方的主流模式。因此，认真研读金元四大家的著作，探讨金元时期学术争鸣的起因与内涵，辨析当时临症模式转换的背景及辨（病机）证施治的形成与发展，对于我们研究现代中医临症的诊疗模式，临症理论的框架结构具有不可或缺的意义。

作为国家重点研究课题 **973** 项目的一部分，我们汇集了金元四大家有影响的代表作 11 部和今人汇总的《朱丹溪医案拾遗》1 部，编辑成《金元四大家医书校注丛书》。通过筛选好的底本，配合校勘讹误，注释疑难，诠释含义等方式，深入准确地理解原著内容，以期方便读者学习了解金元四大家医书的内容。同时从学说的源流、背景、学术特色及对后世的影响等方面，对各书进行了系统研究。

不过限于水平，错误与疏漏之处在所难免，切望广大专家、读者批评指正。

编　者

2020 年 10 月

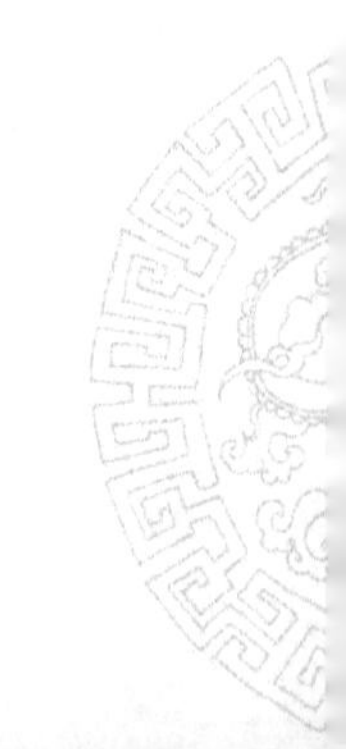

校注说明

《兰室秘藏》是东垣先生的一部临床验案录，是由东垣弟子罗天益为其刊行的。全书三卷，共二十一门，包括内外妇儿、五官、临床各科，有论、有方、有案，集中反映了东垣学说在临床应用中的独到成就。本书初刊于元至元十三年（公元1276年），刊行后广为流传，现存版本有元刊本、明刊本、清刻本、《济生拔粹》本、《古本东垣十书》本、《古今医统正脉全书》本及《四库全书》本等。1957年以后出版了影印本及铅印本。

本次整理以辽宁中医药大学馆藏清光绪七年（1881年）云林阁《东垣十书》本为底本，吴门德馨堂藏版《东垣十书》本为主校本，以《济生拔粹》本、《古今医统正脉全书》本、《四库全书》本为参校本，并参考《素问》《灵枢》《伤寒论》《金匮要略》《诸病源候论》《抱朴子》《脉诀》《类经》《小儿药证直诀》《本草纲目》等著作及东垣《脾胃论》《内外伤辨惑论》《东垣试效方》、张元素《医学启源》《珍珠囊》、罗天益《卫生宝鉴》、王肯堂《证治准绳》、赵献可《医贯》等书，精心点校、注释而成。现将校注体例说明如下：

一、底本竖排格式改为横排，底本表示文字位置的“右”“左”，一律改为“上”“下”，不出校记。

二、凡底本文字不误者，一律不改动原文；校本有异文，有参考价值的，出校记说明。

三、底本中不规范的药名，一律改为规范字，如“耆”改作“芪”，“檗”改作“柏”等，不出校记。

四、原文中的异体字、通假字、古今字、俗写字，凡常见者一律改为通行的简化字，不出校记，如“欬”改作“咳”，“於” 改作“于”，“觔”改作“斤”等。对于原文中的冷僻字未经规范简化者，以及不常见的通假字、异体字等，酌情予以注释。

五、为便于读者阅读，本次整理对文中字词进行了详细注释，并以按语形式对原文加以说明。因水平所限，错误与疏漏之处在所难免，望广大读者指正。

六、底本序言原缺，本次整理将主校本吴门德馨堂本罗天益序补录于内，以成全豹。

七、为使读者深入了解本书价值，特补录了《四库全书总目提要》中关于本书的提要，另外，将“《兰室秘藏》学术思想概要”一文附于后，以供参考。

点校者

2020年12月

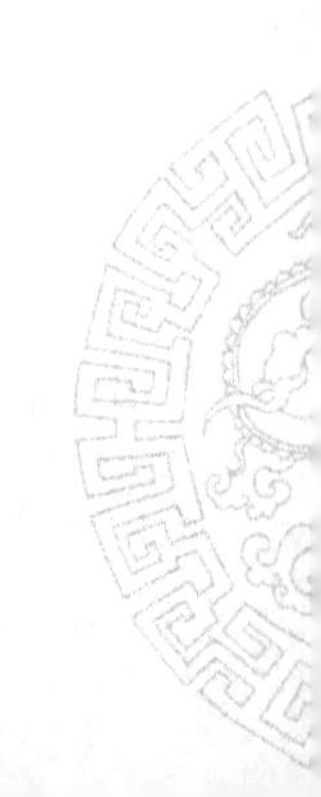

目 录

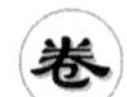 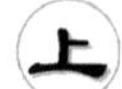

卷 中

卷下

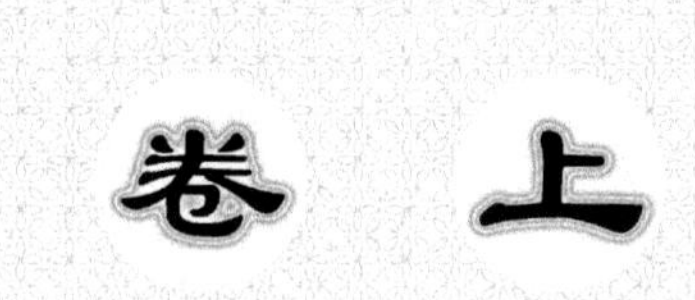
卷 上

提　要

『原文』

《兰室秘藏》三卷，金李杲撰。其曰《兰室秘藏》者，盖取《黄帝素问》藏诸灵兰之室[①]语。前有至元丙子罗天益序，在杲殁[②]后二十五年，疑即砚坚[③]所谓临终以付天益者[④]也。其治病分二十一门，以饮食劳倦居首，他如中满腹胀，如心腹痞，如胃脘痛诸门，皆谆谆于脾胃，盖其所独重也。东垣发明内伤之类外感，实有至理，而以土为万物之母，脾胃为生化之源。脾虚损论一篇，极言寒凉峻利之害，尤深切著明，盖预睹刘、张两家末流攻伐之弊，而早防其渐也。至于前代医方，自《金匮要略》以下，大抵药味无多，故《唐书·许允宗[⑤]传》记允宗之言曰：病之于药，有正相当，惟须单用一味，直攻彼病，药力既专，病即立愈。今人不能别脉，莫识病证，以情臆度，多安药味。譬之于猎，未知兔所，多发人马，空地遮围，或冀[⑥]一人偶然逢[⑦]也。如此疗病，不亦疏[⑧]乎！其言历代医家传为名论。惟杲此书载所自制诸方，动至一二十味，而君臣佐使相制相用，条理井然，他人罕能效之者。斯则事由神解，不涉言诠[⑨]，读是书者，能喻法外之意则善矣。

『注释』

①灵兰之室：灵台、兰室，相传为黄帝藏书之所。《素问·灵兰秘典论》："黄帝乃择吉日良兆，而藏灵兰之室，以传保焉。"

②殁（mò 末）：死。

③砚坚：砚弥坚，字伯固，应城（今属湖北）人。元初名士，著有《郧城集》。曾任东垣家乡真定路府学教授，为东垣作传，即《东垣老人传》。

④所谓临终以付天益者：指《兰室秘藏》，出自砚坚《东垣老人传》。原文："临终，平日所著书，检勘卷帙，以类相从，列于几前。嘱谦甫曰：此书付汝，非为李明之、罗谦甫，盖为天下后世，慎勿湮没，推而行之。"

⑤许允宗：即隋唐间医家许胤宗（约 536—626），因避雍正皇帝胤禛讳，称为许允宗，又称许引宗。常州义兴（今江苏宜兴）人，曾官至散骑侍郎、尚药奉御等职。善治骨蒸，医术颇为人称赞。或有促其著书立说者，对曰："医者意也，

在人思虑，又脉候幽微，苦其难别，意之所解，口莫能宣。”终不著书传世。

⑥冀：希望。

⑦逢：遇到。

⑧疏：粗劣。

⑨事由神解，不涉言诠：意即只可意会，不可言传。诠，解释。

『按语』

本文摘自《四库全书总目提要》。提要介绍了《兰室秘藏》的体例和内容，解释了书名之所由来。提要着重阐述了东垣“土为万物之母，脾胃为生化之源”的内伤脾胃论思想，认为其思想之由来是“预睹刘、张两家[刘完素、张从正]末流攻伐之弊，而早防其渐也”。提要之末引许允宗言总结了东垣的制方特点，谓其方药味虽多，但“君臣佐使相制相用，条理井然”。

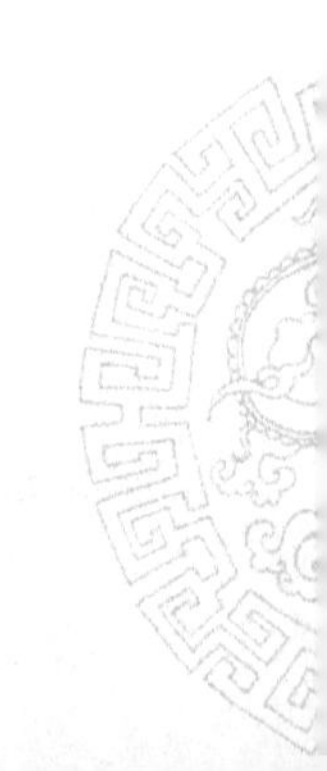

序[1]

《兰室秘藏》六卷，吾师李东垣先生所辑也。不肖读之曰：至矣哉！吾师之学术贯天人，洞微奥也。其论饮食劳倦，人所日用而不知者，故首及之。次中满腹胀、胃脘酒渴，至于眼耳鼻舌齿喉、血分腰痛、大小便、痔瘘泻痢、疮疡、妇儿科皆穷其旨要。而论脉法尤详悉而切当，言病证变换万状皆形见于脉，按其弦长、滞缩、清浊，伸引[2]无尽。吾师尝云：至微者，理也；至著者，象也。体用一源，显微无间[3]，得其理则象可得而推矣。是吾师有不言，言辄应，与是编相符合，非口所辩说，纸上陈言，不能施用者欤。然则人之欲自颐[4]真精，顺时却病，与医家溯流穷源，不拘执古方而收功者，舍是奚[5]观焉。夫吾师合生气之和[6]，道五常[7]之性，使疾疢[8]不作而无妖祲[9]短折[10]，起死扶伤，令六合[11]咸宁，万世攸[12]赖，非古圣王亨嘉之致治[13]乎。圣王之世，即喙息[14]蠕动之细，莫不禀仰太和[15]，沐浴玄泽[16]。若吾师殚[17]厥[18]心思以较雠[19]是编，濯痍[20]煦寒，如《洪范》[21]所谓身其[22]康强，子孙逢吉，曰寿，曰康宁，曰考终[23]者，是编之效也。吾师弗自秘藏，以公诸人，不止一身行之，欲人人行之，又欲天下万世行之。不止一方蒙泽，欲举世蒙泽，又欲千世亿世蒙泽也。吾师嘉惠无穷者，吾师心思之所流而精神之所聚也。不肖何敢序，但忝[24]衣钵之传，若太史公云：岩穴之人，欲砥行立名[25]，非附青云之士，恶能声施后世[26]。则序之之鄙[27]意云尔。

至元丙子三月上巳门人罗天益百拜书

『注释』

①本序原缺，今据日本万治元年刻《东垣十书》本补。本序为李杲弟子罗天益所撰，罗天益，字谦甫，元代真定（今河北省正定县）人，生卒年不详。从李杲学医十余年，著有《内经类编》《卫生宝鉴》。

②伸引：陈述。伸，陈述；引，即申，表达。

③体用一源，显微无间：指理与象本为一体，象显著而理幽微。

④颐：保养。

⑤奚：什么。

⑥合生气之和：调理万物生长发育之气，使之和顺。生气：使万物生长发育之气。

⑦五常：五行，即木、火、土、金、水。

⑧疢（chèn 趁）：疾病。

⑨妖祲（jìn 尽）：不祥之气。

⑩短折：夭折，早死。

⑪六合：天下。

⑫攸（yōu 优）：助词，所。

⑬亨嘉之致治：太平盛世。嘉，吉庆，幸福。

⑭喙息：喘息。

⑮太和：天地间冲和之气。

⑯玄泽：浓厚的恩德。玄，浓厚。泽，雨露，恩德。

⑰殚：竭尽。

⑱厥：代词，其。此指李杲。

⑲较雠（chóu 仇）：校勘。

⑳濯痍（yí 移）：清洗创伤。痍，创伤。

㉑《洪范》：即《尚书·洪范》。是《尚书》中的一篇，其中记载了五行的性质。

㉒其：连词，如果。

㉓考终：享尽天年。考，老也。

㉔忝（tiǎn 舔）：谦词，有愧于。

㉕砥行立名：磨砺德行，建树功名。砥，磨砺。

㉖岩穴之人……恶能声施后世：本句出自《史记·伯夷叔齐列传》，与原文有出入。原文："闾巷之人，欲砥行立名者，非附青云之士，恶能施于后世哉!"大意为隐居的人若想建树功名，不依附于有名望的人，其声望就不能流传后世。岩穴之人，亦出自本篇，指隐居的人，此为罗天益自指。青云之士，指名位高的人，此指李杲。

㉗鄙，谦词，此为罗天益自称。

『按语』

本序为罗天益为其师所撰，序中简要介绍了本书的主要内容。罗氏认为，东垣先生之论饮食劳倦，发前人所未发，并突出了脉法在本书中的重要价值。本序高度赞扬了东垣先生学术的幽微深奥，及其“欲举世蒙泽，又欲千世亿世蒙泽”的大医胸怀。序终罗氏引太史公言，有欲借乃师之声望流芳后世之意。罗氏之《内经类编》《卫生宝鉴》亦为中医史上的重要著作，为中医学的发展做出了突出贡献，以上实为其自谦之语。

饮食劳倦门

饮食所伤论

『原文』

《阴阳应象论》[①]云：水谷之寒热，感则害人[②]六腑。《痹论》云：阴气者，静则神藏，躁则消亡。饮食自倍，肠胃乃伤[③]。此乃混言之也，分之为二，饮也，食也。

饮者水也，无形之气也。因而大饮则气逆[④]，形寒饮冷则伤肺，病则为喘咳，为肿满，为水泻。轻则当发汗利小便，使上下分消其湿，解酲汤[⑤]、五苓散[⑥]、生姜、半夏、枳实、白术之类是也。如重而蓄积为满者，芫花、大戟、甘遂、牵牛之属利下之，此其治法也。

食者物也，有形之物也。如《生气通天论》云：因而饱食，筋脉横解[⑦]，肠澼[⑧]为痔。又云：食伤太阴、厥阴，寸口大于人迎两倍、三倍者[⑨]，或呕吐，或痞满，或下痢肠澼，当分寒热轻重而治之。轻则内消，重则除下。如伤寒物者，半夏、神曲、干姜、三棱、广术、巴豆之类主之。如伤热物者，枳实、白术、青皮、陈皮、麦蘖、黄连、大黄之类主之。亦有宜吐者，《阴阳应象论》云在上者因而越之[⑩]，瓜蒂散之属主之。

然而不可过剂，过剂则反伤肠胃。盖先因饮食自伤，又加之以药过，故肠胃复伤而气不能化，食愈难消矣，渐至羸困。故《五常政大论》云：大毒治病，十去其六；小毒治病，十去其七[⑪]。凡毒治病不可过之，此圣人之深戒也。

『注释』

①《阴阳应象论》：《黄帝内经·素问》（以下简称《素问》）本篇篇名为“阴阳应象大论”。

②人：《素问·阴阳应象大论》原文作“于”。

③阴气者……肠胃乃伤：王冰注：“脏以躁动致伤，腑以饮食见损，皆谓过用

越性，则受其邪。”又，张介宾《类经》注：“阴气者，脏气也，五脏者，所以藏精神魂魄志意者也。人能安静则邪不能干，故精神完固而内藏。若躁扰妄动，则精气耗散，神志消亡，故外邪得以乘之，五脏之痹因而生矣。六腑者，所以受水谷而化物者也。若过用不节，致伤肠胃，则六腑之痹因而生矣。”《痹论》篇主要论述各种痹病的成因及特征，本段论饮食所伤，故只阐述“饮食自倍，肠胃乃伤”之意。

④因而大饮则气逆：出自《素问·生气通天论》。王冰注：“饮多则肺布叶举，故气逆上奔也。”

⑤解酲汤：即葛花解酲汤，见本卷《酒伤病论》篇。本方为内外分消之剂，常用于治疗酒积。清代汪昂《医方集解》：“专治酒积，或呕吐，或泄泻痞塞、头痛、小便不利。”

⑥五苓散：出自张仲景《伤寒论》，原为治太阳蓄水证而设。本方由茯苓、泽泻、猪苓、白术、桂枝组成，具有利水渗湿，温阳化气之效。

⑦筋脉横解：筋脉纵缓。横，放纵。解，同“懈”，弛缓不收。过于饱食，中焦壅满，升降受阻，气血流通滞缓，造成筋脉弛纵，收持无力。

⑧肠澼：痢疾。

⑨食伤太阴、厥阴，寸口大于人迎两倍、三倍者：《灵枢·禁服》：“寸口大于人迎一倍，病在足厥阴，一倍而躁，在手心主。寸口二倍，病在足少阴，二倍而躁，在手少阴。寸口三倍，病在足太阴，三倍而躁，在手太阴。”

⑩在上者因而越之：《素问·阴阳应象大论》原文：“其高者因而越之。”《内经知要》注：“高者，病在上焦。越者，吐也，越于高者之上也。”

⑪大毒治病……十去其七：原文后尚有“小毒治病，十去其八；无毒治病，十去其九。谷肉果菜，食养尽之，无使过之，伤其正也。”王冰注：“大毒之性烈，其为伤也多；小毒之性和，其为伤也少；常毒之性，减大毒之性一等，加小毒之性一等，所伤可知也。故至约必止之，以待来证尔。然无毒之性，性虽和平，久而多之，则气有偏胜，则有偏绝，久攻之则脏气偏弱。既弱且固，不可长也，乃十去其九而止。”《类经》注：“病已去其八九，而有余未尽者，则当以谷肉果菜饮食之类培养正气，而余邪自尽矣。”

『按语』

本节引《内经》文，对饮食所伤之证，从病因病机、证候表现、治法、方药以及治疗注意事项几个方面，进行了全面阐述。饮食所伤的总病因为“水谷之寒热”和“饮食自倍，肠胃乃伤”。东垣先生将本证分为两大类，饮伤与食伤。

饮伤者则伤肺，为水湿之邪。轻者“当发汗利小便，使上下分消其湿”，重者当以峻剂攻逐水饮以利下。本节论饮伤，虽未明示所饮为何物，但其主方葛花解酲汤为酒积用方，又及，罗天益于《卫生宝鉴·卷四·饮伤脾胃论》中，专论饮酒所伤，可知此饮伤应主要指饮酒所伤。篇后附方中载神应丸，主治因一切冷水及潼乳酪水所伤，可参。对于饮伤脏腑，罗氏除肺外亦从脾胃论。饮伤之治，尤其酒伤，罗氏认为当发汗利小便，不宜峻下，伤元气，损阴血，终致虚损之证。

至于食伤，东垣先生《内外伤辨惑论·卷上·辨脉》有论，认为食伤主要伤及太阴和厥阴，此太阴有二，一者为手太阴肺，一者为足太阴脾。《内外伤辨惑论·卷下·重明木郁则达之之理》：“胸中者，太阴肺之分野。”食物填塞胸中，肺金之气不得舒伸，克伐厥阴肝木，使肝木之气郁遏于下，故予瓜蒂散吐之。吐去胸中填塞之物，肝木之气得以舒畅，则郁结去。

劳倦所伤论

『原文』

《调经论》篇云：阴虚生内热。岐伯曰：有所劳倦，形气衰少，谷气不盛，上焦不行，下脘不通，而胃气热，热气熏胸中，故内热[①]。《举痛论》云：劳则气耗。劳则喘且汗出，内外皆越，故气耗矣。夫喜怒不节，起居不时，有所劳伤，皆损其气，气衰则火旺，火旺则乘其脾土。脾主四肢，故困热，无气以动，懒于语言，动则喘乏，表热自汗，心烦不安。当病之时，宜安心静坐以养其气，以甘寒泻其热火，以酸味收其散气，以甘温补其中气，经言劳者温之，损者温之者是也。《金匮要略》云：平人脉大为劳，脉极虚亦为劳矣。夫劳之为病，其脉浮大，手足烦热，春夏剧，秋冬瘥。脉大者，热邪也；极虚者，气损也。春夏剧者，时助邪也；秋冬瘥者，时胜邪也[②]。以黄芪建中汤[③]治之，此亦温之之意也。

夫上古圣人，饮食有节，起居有常，不妄作劳，形与神俱，百岁乃去，此谓治未病也。今时之人，去圣人久远则不然，饮食失节，起居失宜，妄作劳役，形气俱伤，故病而后药之，是治其已病也。

推其百病之源，皆因饮食劳倦，而胃气、元气散解，不能滋荣百脉，灌溉脏腑，卫护周身之所致也。故苍天之气贵清静，阳气恶烦劳。噫！饮食喜怒之间，寒暑起居之际，可不慎欤。

『注释』

①有所劳倦……故内热：张志聪注："此言阴虚生内热者，因中土之受伤也。夫饮食劳倦则伤脾，脾主肌肉，故形气衰少也。水谷入胃，由脾气之转输，脾不运行，则谷气不盛矣。上焦不能宣五谷之味，下焦不能受水谷之津，胃为阳热之腑，气留而不行，则热气熏于胸中而为内热矣。"可与东垣先生之文互参。

②春夏剧者……时胜邪也：劳证本为热，春夏阳热之气盛，故时助邪而病剧，秋冬阴寒之气盛，故时胜邪而病瘥。

③黄芪建中汤：《金匮要略》方，主治虚劳里急，气血阴阳诸不足。

『按语』

本节引《内经》文，阐述了劳倦所伤而致阴虚内热的机理、治疗法则及养护，提出饮食劳倦伤及脾胃，为百病之源。

劳倦所伤实伤脾土，"甘温补其中气"当为治则的核心，并以《金匮要略》黄芪建中汤主治劳证之例加以说明。罗天益从虚中有寒、虚中有热两个方面论述劳倦所伤，虚中有寒者，补中助脾，必以甘剂；散寒温胃，必以辛剂。甘辛相合，脾胃健而荣卫通。虚中有热从《金匮要略》劳证论治，详细阐述了劳证的脉证并治。

『原文』

调中益气汤　治因饥饱劳役损伤脾胃，元气不足，其脉弦，洪缓而沉，按之中之下，得时一涩[①]。其证四肢满闷，肢节疼痛，难以屈伸，身体沉重，烦心不安，忽肥忽瘦[②]，四肢懒倦，口失滋味，腹难舒伸，大小便清利而数，或上饮下便，或大便涩滞，或夏月飧[③]泄，米谷不化，或便后见血，或便见白脓，胸满短气，咽膈不通，痰唾稠粘，口中沃沫，食入反出，耳鸣耳聋，目中流火，视物昏花，胬肉红丝，热壅头目，不得安卧，不思饮食，并皆治之。

『注释』

①按之中之下，得时一涩：《东垣试效方》中本方作："按之无力，中之下时

得一涩。”意即浮中沉三种脉位，中取之见涩脉，或脉中时见一止。

②忽肥忽瘦：指周身气血俱少，不耐寒热。《脾胃论·卷下·忽肥忽瘦》：“夫气虚不能[耐]寒，血虚不能热，气血俱虚，不能寒热。”

③飧：原作“餐”，据《四库全书》本改。

『原文』

橘皮如腹中气不转运，加木香一分，如无此证不加　黄柏酒洗，各二分　升麻此一味为上气不足，胃气与脾气下流[①]，乃补上气，从阴引阳[②]　柴胡已上各三分　人参有嗽者去　炙甘草　苍术已上各五分　黄芪一钱

如时显热躁，是下元阴火[③]蒸蒸然发也，加生地黄二分、黄柏三分。

如大便虚坐不得，或大便了而不了，腹中常常逼迫，皆是血虚血涩，加当归身三分，无此证则去之。

如身体沉重，虽小便数多，亦加茯苓二分、黄柏三分、泽泻五分、苍术一钱，时暂从权而去湿也，不可常用。兼足太阴已病，其脉亦络于心中，故显湿热相合而生烦乱。

如胃气不和，加汤洗半夏五分、生姜三片。有嗽者，加生姜、生地黄二分，以制半夏之毒。

如痰厥头痛，非半夏不能除，此足太阴脾邪所作也。

如兼燥热，加黄柏、生地黄各二分。

如无以上证，只服前药。

上件锉如麻豆大，都作一服，水二大盏，煎，去渣，稍热食远服之。宁心绝虑，静坐少语，药必为效耳。

『注释』

①胃气与脾气下流：东垣先生认为，正常情况下，饮食入胃，营气上行，输于心肺，滋养上焦皮肤腠理以卫外。若脾胃虚弱，营气下流于肾，心肺皮毛无营卫之气滋养护卫，则发为恶风寒之证。肾间受脾胃下流之湿气，使阴火上冲，可发为躁热。

②从阴引阳：易水老人张元素将药物按“药类法象”分为五大类：风升生、热浮长、湿化成、燥降收和寒沉藏。柴胡、升麻属于风升生类，此类药物具有生长、升发之性，在阴阳属性中属阴中之阳。此二味在本方中可引诸药上行，使下

流脾胃之气回复本位，故曰“从阴引阳”。

③阴火：即病理性的相火。《内外伤辨惑论·卷中·饮食劳倦论》：“既脾胃虚衰，元气不足，而心火独盛。心火者，阴火也。起于下焦，其系系于心，心不主令，相火代之。相火，下焦包络之火，元气之贼也。”金元四大家之一朱丹溪提出相火论之说，认为相火藏于肝肾二部，若肝肾之阴精不足，则相火妄动，发为诸虚热证。

『原文』

如夏月须加白芍药三分。

如春月腹中痛尤宜加。

如恶热而渴，或腹痛者，更加芍药五分、生黄芩二分。

如恶寒腹痛，加中桂三分，去黄芩，谓之桂枝芍药汤，亦于前药中加之。

如冬月腹痛，不可用芍药，盖大寒之药也，只加干姜二分，或加半夏五七分，以生姜少许制之。

如秋冬之月，胃脉四道为冲脉所逆，胁下少阳脉二道而反上行，名曰厥逆。其证，气上冲咽不得息，而喘息有音，不得卧。加吴茱萸五分至一钱，汤洗去苦，观厥气多少而用之，亦于前药中作一服服之。

如夏月有此证，为大热也。此病随四时为寒热温凉，宜以：

黄连酒洗　黄柏酒浸　知母酒浸，已上各等分

上为细末，熟汤为丸，如梧桐子大，每服一百丸或二百丸，白汤送下，空心服。仍多饮热汤，服毕少时，便以美食压之，使不令胃中停留，直至下元，以泻冲脉之邪也。大抵治饮食劳倦所得之病，乃虚劳七损证[1]也，常宜以甘温平之，甘多辛少，是其治也。

『注释』

①七损证：此指内伤不足之证。《内外伤辨惑论·卷上·辨阴证阳证》：“水谷之寒热，感则害人六腑，是七损之病，乃内伤饮食也。”

『原文』

宽中喜食无厌丸一名宽中进食丸　　资形气，喜饮食。

木香五分　青皮　人参　干生姜已上各一钱　炙甘草一钱五分　白茯苓　泽泻

槟榔　橘皮　白术已上各二钱　缩砂仁　猪苓已上各二钱五分　枳实四钱　草豆蔻仁五钱　神曲五钱五分，炒　大麦蘖面[①]一两，炒　半夏七钱

上为细末，汤浸蒸饼为丸，如梧桐子大，每服三五十丸，米汤下，食远。

『注释』

①大麦蘖面：大麦蘖，即麦芽。

『原文』

交泰丸　升阳气，泻阴火，调荣气，进饮食，助精神，宽腹胁，除怠惰嗜卧，四肢沉困不收。

干姜炮制，三分　巴豆霜五分　人参去芦　肉桂去皮，已上各一钱　柴胡去苗　小椒[①]炒去汗子并闭目　白术已上各一钱五分　厚朴去皮炒，三钱，秋冬加七钱　白茯苓　苦楝酒煮　缩砂仁已上各三钱　知母四钱，一半酒炒，一半酒洗，春夏用，秋冬去之　川乌炮制，去皮脐，四钱五分　吴茱萸汤洗七次，五钱　皂角水洗，煨，去皮弦　紫菀去苗，已上各六钱　黄连去须，七钱，秋冬减一钱五分

上除巴豆霜别研外，同为极细末，炼蜜为丸，如梧桐子大，每服十丸，温水送下，食远。虚实加减。

木香人参生姜枳术丸　开胃进饮食。

干生姜二钱五分　木香三钱　人参三钱五分　陈皮四钱　枳实一两，炒　白术一两五钱

上为细末，荷叶裹，烧饭为丸，如梧桐子大，每服三五十丸，温水下，食前。

木香干姜枳术丸　破除寒滞气，消寒饮食。

木香三钱　干姜五钱，炮　枳实一两，炒　白术一两五钱

上为细末，荷叶裹，烧饭为丸，如梧桐子大，每服三五十丸，温水送下，食前。

扶脾丸　治脾胃虚寒，腹中痛，溏泻无度，饮食不化。

干生姜　肉桂已上各五分　干姜　藿香　红豆已上各一钱　白术　茯苓　橘皮　半夏　诃子皮　炙甘草　乌梅肉已上各二钱　大麦蘖炒　神曲炒，已上各四钱

上为细末，荷叶烧饭为丸，如梧桐子大，每服五十丸，白汤送下，食前。

和中丸　补胃进食。

人参　干生姜　陈皮已上各一钱　干木瓜二钱　炙甘草三钱

上为细末，汤浸蒸饼为丸，如梧桐子大，每服五十丸，白汤送下，食前。

槟榔丸 破滞气，消饮食。

炙甘草一钱 木香 人参 槟榔已上各二钱 陈皮五钱

上为细末，汤浸蒸饼为丸，如梧桐子大，每服五十丸，白汤下，食前。

消积滞集香丸 治伤生冷硬物不消。

京三棱 广术 青皮 陈皮 丁香皮 益智 川楝子 茴香已上各一两 巴豆和皮米炒焦，五钱

上为细末，醋糊为丸，如绿豆大，每服五七丸，温水生姜汤送下，食前服。

黄芪汤 补胃除湿，和血益血，滋养元气。

木香气通者去之 藿香叶已上各一钱 当归酒洗 陈皮已上各二钱 人参 泽泻已上各五钱 黄芪一两

上㕮咀，每服五钱，水二大盏，煎至一盏，如欲汗，加生姜煎，食远，热服之。

黄芪当归汤 治热上攻头目，沿身胸背发热。

当归身一钱，酒洗 黄芪五钱

上㕮咀，作一服，水二大盏，煎至一盏，食前热服。

参术汤 治脾胃虚弱，元气不足，四肢沉重，食后昏闷。

黄柏酒浸 当归已上各二分 柴胡 升麻已上各三分 人参 陈皮 青皮已上各五分 神曲末七分 炙甘草 苍术已上各一钱 黄芪二钱

上㕮咀，都作一服，水二大盏，煎至一盏，食远服。

益智和中丸季秋合

木香 黄连 生地黄已上各二分 黄芪 人参 麦门冬 神曲末 当归身 干生姜 陈皮 姜黄已上各五分 缩砂仁七分 桂花一钱 桂枝一钱五分 益智仁二钱二分 炙甘草二钱五分 麦糵面三钱 草豆蔻仁四钱

上为细末，汤浸蒸饼为丸，如梧桐子大，每服五十丸，白汤下，细嚼亦当。

益胃散 治因服寒药过多，以致脾胃虚损，胃脘疼痛。

人参 甘草 缩砂仁 厚朴已上各二钱 白豆蔻 姜黄 干生姜 泽泻已上各三钱 益智仁六钱 黄芪 陈皮已上各七钱

上为粗末，每服三钱，水二盏，生姜五片，煎至一盏，去渣，食前温服。

『注释』

①小椒：蜀椒的别名。

脾胃虚损论

『原文』

易水张先生①常戒不可峻利，食药下咽，未至药丸施化，其标皮之力始开，便言快也，所伤之物已去。若更待一两时辰许，药尽化开，其药峻利必有情性，病去之后，脾胃安得不损乎？脾胃既损，是真气元气败坏，促人之寿。当时设下一药，枳实一两，麸炒黄色为度，白术二两，只此二味，荷叶裹，烧饭为丸②。以白术苦甘温，甘温补脾胃之元气，其苦味除胃中之湿热，利腰脐间血。故先补脾胃之弱，过于枳实克化之药一倍。枳实味苦寒，泄心下之痞闷，消化胃中所伤。此一药下胃，其所伤不能即去，须待一两时辰许，食则消化。是先补其虚，而后化其所伤，则不峻利矣。

『注释』

①易水张先生：即易水学派创始人张元素，字洁古，金代易州（今河北易县）人，李杲的老师。

②当时设下一药……荷叶裹，烧饭为丸：本方即枳术丸，化裁于《金匮要略》枳术汤，原方主治心下坚，大如盘，边如旋盘，水饮所作。

『按语』

枳术丸为易水老人张元素根据《金匮要略》枳术汤化裁的一张方剂。本方药味与原方相同，只改动了用量和剂型。原方枳实用量重于白术，以消化水饮为主，兼顾脾胃。张氏改汤为丸，白术用量重于枳实，以补养脾胃为主，兼消痞实。又以荷叶芳香升清，烧饭为丸，补养脾胃，体现了张氏“养正积自除”的思想。

张氏对本方的化裁堪称经典，为后世诸多医家所推崇。后又发展化裁出很多新方，如李杲的橘皮枳术汤、半夏枳术丸、曲蘖枳术丸、木香枳术丸，明代李梴的橘半枳术丸，以及张介宾的香砂枳术丸等。

『原文』

当是之时，未悟用荷叶烧饭为丸之理，老年味①之始得，可谓神奇矣。荷叶之物，中央空，象震卦[②]之体。震者，动也，人感之生足少阳甲胆也。甲胆者，风也，生化万物之根蒂也[③]。《左传》云：履端于始，序则不愆[④]。人之饮食入胃，营气上行，即少阳甲胆之气也。其手少阳三焦经，人之元气也，手足经同法，便是少阳元气生发也。胃气、谷气、元气、甲胆上升之气，一也，异名虽多，止是胃气上升者也。荷叶之体，生于水土之下，出于污秽之中，不为所染，挺然独立，其色青，形乃空，青而象风木者也。食药感此气之化，胃气何由不上升乎？其主意用此一味为引用，可谓远识深虑，合于道者也。更以烧饭和药，与白术协力，滋养谷气而补令胃厚，再不至内伤，其利广矣，大矣。

『注释』

①味：体会，研究。

②震卦：八卦之一，卦象为☳，初爻为阳爻，二、三爻为阴爻，中央空，形象上与荷叶相似，故东垣先生有此语。

③震者，动也……生化万物之根蒂也：震在先天八卦中的位置与胆相同，都处于风木之位。甲胆，东方甲乙木，在脏腑应肝胆。脏为阴，肝为乙木，腑为阳，胆为甲木。

④履端于始，序则不愆：凡事开始正常有序，就不会错乱。东垣先生在此指脾胃之气正常，其他诸气赖其滋养，便会正常运行。

『按语』

东垣先生以取象比类之法，阐述了荷叶烧饭为丸之理。荷叶形似震卦，色青，与少阳甲胆同属风木，出污泥而不染，又寓从阴引阳，升发少阳之气之理。东垣先生补脾胃，极其重视升发少阳胆气，少阳为春生之气，只有胆气升发，脾胃之气才能更好地升发，寓有“一年之计在于春”之理。

『原文』

若内伤脾胃以辛热之物、酒肉之类，自觉不快，觅药于医，医者亦不问所伤，付之集香丸[①]、小丁香丸[②]、巴豆大热药之类下之。大便下则物去，遗留食之热性，药之热性，重伤元气，则七神[③]不炽。经云热伤气，正谓此也。其人必无气以动而热困，四肢不举，传变诸疾，不可胜数，使人真气自此衰矣。若伤生冷硬物，世医或用大黄、牵牛二味大寒药投之，物随药下，所伤去矣，遗留食之寒性，药之寒性，重泻其阳，阳去则皮肤筋肉血脉无所依倚，便为虚损之证。论言及此，令人寒心。

夫辛辣薄味之药[④]无故不可乱服，非止牵牛而已。《至真要大论》云：五味入口，各先逐其所喜攻[⑤]。攻者，克伐，泻也。辛味下咽，先攻泻肺之五气[⑥]。气者，真气、元气也。其牵牛之辛辣猛烈，伤人尤甚。饮食所伤，肠胃受邪，当以苦味泄其肠胃[⑦]可也，肺与元气何罪之有？用牵牛大罪有五，此其一也。况胃主血所生病，为物所伤，物者，有形之物也。皆是血病[⑧]，血病泻其气，其罪二也。且饮食伤之于中焦，止合克化消导其食，重泻上焦肺中已虚之气，其罪三也。食伤肠胃，当塞因塞用，又曰寒因寒用。枳实、大黄苦寒之物，以泄有形是也，反以辛辣牵牛散泻真气，大禁四也。殊不知《针经》有云，外来客邪、风寒伤人五脏，若误泻胃气必死，误补亦死。其死也，无气以动，故静。若内伤肠胃而反泻五脏必死，误补亦死。其死也，阴气有余，故躁。今内伤肠胃，是谓六腑不足之病，反泻上焦虚无肺气，肺者，五脏之一数也，虽不即死，若更旬日[⑨]之间，必暗损人寿数。谓如人寿应百岁，为牵牛之类朝损暮损，其元气消耗，不得终其天年，但人不觉耳，将为天年已尽，此乃暗里折人寿数，大禁五也。故特著此论并方，庶令四海闻而行之，不至夭横耳，此老夫之用心也。

『注释』

①集香丸：出自《太平惠民和剂局方》（以下简称《局方》）卷三。药物组成：白豆蔻仁、缩砂仁、木香、姜黄、丁香、香附子、麝香、甘草。主治：一切气疾，胸膈痛闷，胁肋胀满，心腹疼痛，噫气吞酸，呕吐恶心，不思饮食，或因酒过伤，脾胃不和。

②丁香丸：出自《局方》卷三。药物组成：五灵脂、丁香、木香、肉豆蔻、巴豆。主治：心腹胀闷，胁肋刺痛，胸膈痞满，噎塞不通，小儿宿食不消。

③七神：五脏所藏的七种神气。《难经·三十四难》："五脏有七神……脏者，人之神气所舍藏也。故肝藏魂，肺藏魄，心藏神，脾藏意与智，肾藏精与志也。"

④辛辣薄味之药：张元素根据气味厚薄对药物的阴阳属性进行了划分。如气为阳，味为阴，气厚者为阳中之阳，薄者为阳中之阴；味薄者为阴中之阳，厚者为阴中之阴。辛甘淡为味之薄者，为阴中之阳。

⑤五味入口，各先逐其所喜攻：《素问·至真要大论》原文："五味入胃，各归所喜，故酸先入肝，苦先入心，甘先入脾，辛先入肺，咸先入肾。久而增气，物化之常也，气增而久，夭之由也。"本文与原文略有出入，亦来自张元素气味对

脏腑补泻的理论，本味泻本脏，如辛入肺，辛即泻肺。

⑥肺之五气：五气，五色之气，即青气、白气、赤气、黑气、黄气。《素问·刺法论》："五气护身之毕。"谓五脏内在变化反映在外表上的五种气色。青气自肝而出，白气自肺而出，赤气自心而出，黑气自肾而出，黄气自脾而出。本文当指肺之白气，即肺气，存疑。

⑦以苦味泄其肠胃：根据张元素气味对脏腑补泻的理论，甘味补脾胃，苦味泻脾胃。

⑧况胃主血所生病……皆是血病：根据下节"血养胃温，荣卫将行"，血当为"荣血"之意。

⑨旬日：十天。

『按语』

本节针对时弊，阐述了滥用辛热之剂的危害。饮食所伤，伤肺气已如前述（见《饮食所伤论》），大热之品易伤气，辛味入肺，根据张元素气味对脏腑补泻的理论，本味泻本脏，辛入肺，辛即泻肺。肺气已有伤，重伤其气，使元气耗散，而致虚损之证。故饮食所伤，当以苦味克化消导，以泻有形实邪，方为正治。

『原文』

胃气不可不养，复明养胃之理。《内经》云[①]：安谷者昌，绝谷者亡。水去则荣散，谷消则卫亡。荣散卫亡，神无所依。仲景云：水入于经，其血乃成，谷入于胃，脉道乃行。故血不可不养，胃不可不温。血养胃温，荣卫将行，常有天命。谷者，身之大柄也，《书》与《周礼》皆云：金木水火土谷，惟修以奉养五脏者也。内伤饮食，固非细事，苟妄服食药，而轻生殒命，其可乎哉！《黄帝针经》有说：胃恶热而喜清冷，大肠恶清冷而喜热，两者不和，何以调之[②]？岐伯曰：调此者，食饮衣服，亦欲适寒温，寒无凄怆，暑无出汗。饮食者，热无灼灼，寒无凄凄，寒温中适，故气将持，乃不致邪僻也。是必有因用，岂可用俱寒俱热之药仓卒致损，与以刃杀人者何异。

『注释』

①《内经》云：《内经》无以下引文，此引文出自张元素《医学启源·用药备旨》。

②胃恶热而喜清冷……何以调之：《灵枢·师传》原文："胃欲寒饮，肠欲热饮，两者相逆，便之奈何？"

『按语』

本节复明养胃之理。胃之谷气为五脏所依赖，饮食伤及脾胃已非小事，又何况乱用大寒大热之药重伤脾胃，损人正气。东垣先生于此谆谆告诫调饮食、适寒温之要，及不可滥用寒热之剂。

『原文』

《内经》说内伤者，其气口脉反大于人迎一倍二倍三倍，分经用药。又曰：上部有脉，下部无脉[①]，其人当吐不吐者死。如但食不纳，恶心欲吐者，不问一倍二倍，不当正与瓜蒂散吐之，但以指或以物探去之，若所伤之物去不尽者，更诊其脉，问其所伤，以食药去之，以应塞因塞用，又谓之寒因寒用。泄而下降，乃应太阴之用[②]，其中更加升发之药，令其元气上升，塞因通用，因曲而为直。何为曲，内伤胃气是也。何为直，因而升发胃气是也。因其饮食之内伤而使生气增益，胃气完复，此乃因曲而为之直也。

若分经用药，其所伤之物寒热温凉，生硬柔软，所伤不一，难立定一法，只随所伤之物不同各立治法，临时加减用之。其用药，又当问病人从来禀气盛衰，所伤寒物热物是喜食而食之耶，不可服破气药；若乘饥困而食之耶，当益胃气；或为人所勉劝强食之，宜损血而益气也。诊其脉候，伤在何脏，可与对病之药，岂可妄泻天真元气，以轻丧身宝乎。且如先食热物而不伤，继之以寒物，因后食致前食亦不消化而伤者，当问热食寒食孰多孰少，斟酌与药，无不当矣。喻如伤热物二分，寒物一分，则当用寒药二分，热药一分，相合而与之，则荣卫之气必得周流。更有或先饮酒而后伤寒冷之食，及伤热食、冷水与冰，如此不等，皆当验其节次[③]所伤之物，酌量寒热之剂分数，各各对证与之，无不取效。自忖所定药方，未敢便谓能尽药性之理，姑用指迷辨惑耳。

『注释』

①上部有脉，下部无脉：《内外伤辨惑论·卷下·吐法宜用辨上部有脉下部无脉》："食塞于上，脉绝于下……故阳火之根本于地下，阴水之源本于天上，故曰水出高源。故人五脏主有形之物，物者阴也，阴者水也，右三部脉

主之，偏见于寸口。食塞其上，是绝五脏之源，源绝则水不下流，两尺竭绝，此其理也。”

②泄而下降，乃应太阴之用：指张元素药类法象中的寒沉藏类药物。此类药有泻而下降之性，属阴中之阴，在四象中应太阴，如大黄、黄连等。

③节次：等差次第。

『按语』

本节仍讨论了饮食内伤。食物塞于胸中，胸中为太阴肺之分野。肺为水之上源，肺金被遏，水失下流，使两尺无脉。同时肝木被肺金克伐，木郁于下，当予吐法，吐去胸中填塞之物，肝木自舒。若吐不尽，可用食药去之。从文中看，可予寒沉藏类加升发之药，以升发胃气。

对于“因曲而为之直”，《内外伤辨惑论·卷中·肾之脾胃虚》中载一案：东垣先生久患脾胃病，“癸卯岁六七月间，霖雨阴寒，逾月不止，时人多病泻痢……一日体重肢节疼痛，大便泄并下者三，而小便闭塞”。经云：在下者，引而竭之；治湿不利小便，非其治也，法当予淡渗之剂以利之。但东垣先生以为本法“病虽已，是降之又降[即泄痢而又利小便]，复益其阴而重竭其阳也，则阳气愈削而精神愈短矣，阴重强而阳重衰也。兹以升阳之药，是为宜耳”。处以羌活、独活、柴胡、升麻、防风、炙甘草同煎，一服而愈。

东垣先生自评：“大法云：寒湿之胜，助风以平之。又云：下者举之。此得阳气升腾故愈，是因曲而为之直也。”

『原文』

三黄枳术丸 治伤肉湿面辛辣味厚之物，填塞闷乱不快。

枳实麸炒，五钱 黄连去须，酒洗 大黄湿纸裹煨 神曲炒 橘皮 白术已上各一两 黄芩二两

上为极细末，汤浸蒸饼为丸，如绿豆一倍大，每服五十丸，白汤下，临时量所伤多少加减服之。

巴豆三棱丸一名木香见晛丸 治伤生冷硬物，心腹满闷疼痛。

巴豆霜五分 木香二钱 升麻 柴胡已上各三钱 草豆蔻面裹煨熟，用仁 香附子炒，各五钱 神曲炒黄色 石三棱去皮，煨 京三棱煨，已上各一两

上为细末，汤浸蒸饼为丸，如绿豆一倍大，每服一二十丸，温白汤下，量所

伤多少加减服之。

白术丸 治伤豆粉湿面油腻之物。

白矾枯，三钱 黄芩五钱 橘皮七钱 神曲炒黄色 半夏汤洗七次 白术已上各一两 枳实麸炒黄色，一两一钱

上为极细末，汤浸蒸饼为丸，如绿豆大，每服三五十丸，白汤下。素食多用干姜，故加黄芩以泻之。

草豆蔻丸 治秋冬伤寒冷物，胃脘当心而痛，上肢两胁咽膈不通。

炒盐五分 干生姜 青皮 橘皮已上各二钱 麦蘖面炒黄色 生黄芩冬月不用 半夏汤洗七次 神曲炒，已上各五钱 草豆蔻面裹煨，去皮取仁 白术已上各一两 枳实麸炒，二两

上为极细末，汤浸蒸饼为丸，如绿豆大，每服五十丸，白汤下。

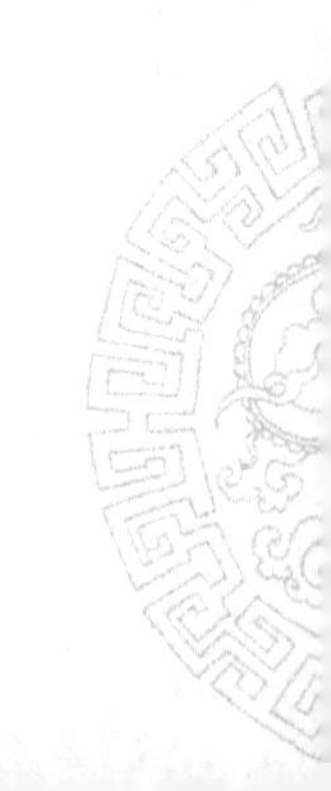

中满腹胀门

中满腹胀论

『原文』

《六元政纪大论》云：太阴所至为中满，太阴所至为蓄满[①]。诸湿肿满，皆属脾土。论云：脾乃阴中之太阴，同湿土之化，脾湿有余，腹满食不化。天为阳为热，主运化也；地为阴为湿，主长养也。无阳则阴不能生化，故云脏寒生满病。《调经论》篇云：因饮食劳倦，损伤脾胃，始受热中[②]，末传寒中[③]，皆由脾胃之气虚弱，不能运化精微，而致水谷聚而不散，而成胀满。经云：腹满䐜胀，支膈胠胁，下厥上冒，过在太阴、阳明[④]，乃寒湿郁遏也。《脉经》所谓胃中寒则胀满[⑤]者是也。

《针经》三卷《杂病第八》：腹满，大便不利，上走胸嗌，喘息喝喝然[⑥]，取足少阴[⑦]。又云：胀取三阳[⑧]。三阳者，足太阳寒水为胀，与《通评虚实论》说腹暴满，按之不下，取太阳经络，胃之募也[⑨]正同。取者，泻也，经云中满者泻之于内[⑩]者是也。宜以辛热散之，以苦泻之，淡渗利之，使上下分消其湿。正如开鬼门，洁净府，温衣，缪刺其处，是先泻其血络，后调其真经[⑪]，气血平，阳布神清，此治之正也。或曰：诸胀腹大，皆属于热[⑫]者，何也？此乃病机总辞。假令外伤风寒有余之邪自表传里，寒变为热，而作胃实腹满，仲景以大承气汤治之。亦有膏粱之人，湿热郁于内而成胀满者，此热胀之谓也。大抵寒胀多而热胀少，治之者宜详辨之。

『注释』

①太阴所至为中满，太阴所至为蓄满：《素问·六元政纪大论》从五运六气的角度，阐述了六气的正常与异常变化，本文为太阴湿土之气致病的一般情况。中满，腹内胀满。蓄满，蓄积胀满。

②热中：内热。

③寒中：内寒。

④腹满䐜胀……过在太阴、阳明：出自《素问·五脏生成》。支，支撑。胠胁，

胁肋。下厥上冒，马莳注："气从下上，而上焦昏冒，其病正在脾胃也。"

⑤胃中寒则胀满：《脉经 · 胃足阳明经》："气不足则身以前皆寒栗，胃中寒则胀满。"

⑥喝喝然：喘息的哮鸣音。

⑦腹满……取足少阴：此段引文出自《灵枢 · 杂病》。原文为："腹满，大便不利，腹大亦上走胸嗌，喘息喝喝然，取足少阴。"《类经》卷二十二注："肾开窍于二阴，其经脉从肾上贯肝膈入肺中，循咽喉，故其为病如此，当取足厥阴经以刺之。喝喝，喘急貌。"

⑧胀取三阳：出自《灵枢 · 九针十二原》。《类经》卷二十二注："胀，腹胀也……病胀者，当取足之三阳，即胃胆膀胱三经也。"

⑨腹暴满……胃之募也：出自《素问 · 通评虚实论》。原文为："腹暴满，按之不下，取手太阳经络者，胃之募也。"马莳注："凡腹中暴满，按之不下，取手太阳经之络穴支正，在手腕后五寸，针三分，灸三壮。"胃之募，胃之募穴中脘。

⑩中满者泻之于内：出自《素问 · 阴阳应象大论》。中满，中焦壅满。泻，消导。吴昆注："消其坚满是也。"

⑪真经：正经。

⑫诸胀腹大，皆属于热：出自《素问 · 至真要大论》。《类经》卷十三注："热气内盛者，在肺则胀于上，在脾胃则胀于中，在肝肾则胀于下。此以火邪所至，乃为烦满。"高士宗注："乃是太阴脾经之病，热湿相蒸，脾土受病，故属于热。"本节东垣先生所论，主要为脾胃虚弱，寒湿内盛所致之胀满，当以高说为是。

『按语』

本节从饮食劳倦损伤脾胃的角度，讨论了中满腹胀的病因病机及治则。此证多由脾胃之气虚弱，不能运化精微而致，寒者多，热者少。并提出本证当发汗、利小便，使上下分消其湿，兼以刺法，为正治。

诸腹胀大皆属于热论

『原文』

诸腹胀大，皆属于热。此乃八益之邪[①]，有余之证，自天外而入[②]，是感风寒之邪传里，寒变为热，作胃实，日晡潮热[3]，大渴引饮，谵语，是太阳阳明并大实大满者，大承气下之；少阳阳明微满实者，小承气下之，泄之则胀已，此之谓也。假令痎疟[4]为胀满，亦有寒胀、热胀，是天之邪气，伤暑而得之，不即时发，至秋暑气衰绝而疟病作矣。知其寒也，《局方》用交解饮子[5]者是也。

内虚不足，寒湿令人中满，及五脏六腑俱有胀满，更以脉家寒热多少较之。胃中寒则胀满，浊气在上，则生䐜胀。胀取三阳，三阳者，足太阳膀胱寒水为胀。腹暴满，按之不下，取太阳经络者，胃之募也正同。腹满䐜胀，肢膈胠胁，下厥上冒，过在太阴、阳明，胃中寒湿郁遏也。太阴䐜胀，复不利，不欲食，食则呕，不得卧[6]。按所说寒胀之多如此。

中满治法，当开鬼门，洁净府。开鬼门者，谓发汗也。洁净府者，利小便也。中满者泻之于内，谓脾胃有病，当令上下分消其湿。下焦如渎，气血自然分化，不待泄滓秽。如或大实大满，大小便不利，从权以寒热药下之。或伤酒、湿面[7]及味厚之物，膏粱之人，或食已便卧，使湿热之气不得施化，致令腹胀满，此胀亦是热胀。治热胀，分消丸主之。

如或多食寒凉及脾胃久虚之人，胃中寒则胀满，或脏寒生满病，以治寒胀，中满分消汤主之。

中满分消丸　治中满热胀、鼓胀、气胀、水胀，此非寒胀类。

白术　人参　炙甘草　猪苓去黑皮　姜黄已上各一钱　白茯苓去皮　干生姜　砂仁已上各二钱　泽泻　橘皮已上各三钱　知母炒，四钱　黄芩去腐，炒，夏用一两二钱　黄连净，炒　半夏汤洗七次　枳实炒，已上各五钱　厚朴姜制，一两

上除茯苓、泽泻、生姜外，共为极细末，入上三味和匀，汤浸蒸饼为丸，如梧桐子大，每服一百丸，焙热，白汤下，食远服，量病人大小加减。

中满分消汤　治中满寒胀，寒疝，大小便不通，阴躁，足不收，四肢厥逆，食入反出。下虚中满，腹中寒，心下痞，下焦躁、寒、沉厥，奔豚不收。

川乌　泽泻　黄连　人参　青皮　当归　生姜　麻黄　柴胡　干姜　荜澄茄已上各二分　益智仁　半夏　茯苓　木香　升麻已上各三分　黄芪　吴茱萸　厚朴　草豆蔻仁　黄柏已上各五分

上锉如麻豆大，都作一服，水二大盏，煎至一盏，食前热服。忌房室、酒、湿面、生冷及油腻等物。

广术溃坚汤　治中满腹胀，内有积聚，坚硬如石，其形如盘，令人不能坐卧，大小便涩滞，上喘气促，面色痿黄，通身虚肿。

广术　红花　升麻　吴茱萸已上各二分　生甘草　柴胡　泽泻　神曲　青皮　陈皮已上各三分　厚朴生用　黄芩　黄连　益智仁　草豆蔻仁　当归梢已上各五分

半夏七分

如渴，加葛根四分。

上锉如麻豆大，水二大盏，煎至一盏，稍热服，食远。忌酒醋湿面，服二服之后，中满减半，其有积不消，再服后药。

半夏厚朴汤

红花　苏木已上各半分　吴茱萸　干生姜　黄连已上各一分　木香　青皮已上各二分　肉桂　苍术　白茯苓　泽泻　柴胡　陈皮　生黄芩　草豆蔻仁　生甘草已上各三分　京三棱　当归梢　猪苓　升麻已上各四分　神曲六分　厚朴八分　半夏一钱　桃仁七个　昆布少许

如渴，加葛根三分。

上㕮咀，作一服，水三盏，煎至一盏，去渣，稍热服。此药二服之后，前证又减一半，却于前药中加减服之。

破滞气汤一名木香化滞散　破滞气，治心腹满闷。

炙甘草四分　白檀　藿香　陈皮　大腹子　白豆蔻仁　白茯苓　桔梗已上各五分　砂仁　人参　青皮　槟榔　木香　姜黄　白术已上各二钱

上㕮咀，每服三钱，水二盏，煎至一盏，去渣，温服，不拘时。

草豆蔻汤　治腹中虚胀。

泽泻一分　木香三分　神曲四分　半夏制　枳实　草豆蔻仁　黄芪春夏去之　益智　甘草已上各五分　青皮　陈皮已上各六分　茯苓　当归已上各七分

上为粗末，都作一服，水二大盏，生姜三片，煎至一盏，去渣，温服。冬月加黄芪五七分，春夏只服正药，食远。

『注释』

①八益之邪：《内外伤辨惑论·卷上·辨阴证阳证》：“天之邪气，感则害人五脏，是八益之邪，乃风邪伤人筋骨。”后文东垣先生俱述风邪伤人筋骨，肝肾之气绝于内的机理，称为有余之证。八益之邪应为此有余之证，不知所本。《素问·阴阳应象大论》：“能知七损八益，则二者可调。”含义与此不同。

②自天外而入：意即天之邪气，从外而入。

③日晡潮热：潮热，是指发热有一定的规律性，盛衰起伏如潮水涨落，一日一次，按时而发，按时而止。潮热热势有高有低，病证有实有虚，多见于外感热病之中后期及某些内伤病。日晡潮热，特点是午后发热加剧，伤寒阳明腑实证为此热型。日晡，申时，即下午3～5时。

④痎疟：疟疾的通称。

⑤交解饮子：《局方》无交解饮子。《卫生宝鉴·卷十六·名方类集》有交加双解饮子："治疟疾，辟瘴气，神效。肉豆蔻、草豆蔻各二个，一个生，一个用面裹煨赤色，去面。厚朴二寸，生一寸，姜制一寸。甘草二两，一半生用，一半炙用。生姜枣大（指如枣大）二块，生一块，湿纸裹煨一块。右㕮咀，均分二服，水一碗，沙石器内煎至一大盏，去渣，发日空心带热服，未效，再一服必效，二渣并为一服煎。"

⑥太阴䐜胀……不得卧：出自《素问·厥论》。原文为："太阴之厥，则腹满䐜胀，后不利，不欲食，食则呕，不得卧。"

⑦湿面：河北方言，指未发起的面，又称水面。因其劲道较足，不利于消化，故东垣先生脾胃病均忌之。

『按语』

本节阐述了诸腹胀大的几种类型。本证既可由外感风寒而致，亦可由脾胃虚弱，寒湿内伤而起。外感有太阳阳明并大实大满者，少阳阳明微满实者，及疟疾之寒胀、热胀，可予伤寒之大小承气并交解饮子治之。至于脾胃内伤者，本节所论与上文《中满腹胀论》基本一致，可互参。

心腹痞门

『按语』

本门无论。《东垣试效方·心下痞门》有心下痞论，详述了本病的病因病机与治法。“夫痞者，心下满而不痛者是也。”由湿气过盛，伤及太阴脾而致。伤寒、酒积、杂病下之过早，均可致痞满。饮食所伤，亦可致此证。治以仲景泻心汤，以泻心下之土邪。其治又当分虚实，实痞便秘者，厚朴、枳实主之；虚痞大便利者，芍药、陈皮治之；饮食所伤，应消导胸中窒塞；气上逆欲吐者，又当予以吐法，各随症而治之。

『原文』

消痞丸　治心下痞闷，一切所伤及积年不愈者。

干生姜　神曲炒　炙甘草已上各二钱　猪苓二钱五分　泽泻　厚朴　砂仁已上各三钱　半夏汤洗七次　陈皮　人参已上各四钱　枳实五钱，炒　黄连净，炒　黄芩已上各六钱　姜黄　白术已上各一两

上为细末，汤浸蒸饼为丸，如梧桐子大，每服五七十丸至百丸，白汤送下，食远服。

失笑丸一名枳实消痞丸　治右关脉弦，心下虚痞，恶食懒倦，开胃进饮食。

干生姜一钱　炙甘草　麦蘖面　白茯苓　白术已上各二钱　半夏曲　人参已上各三钱　厚朴四钱，炙　枳实　黄连已上各五钱

上为细末，汤浸蒸饼为丸，梧桐子大，每服五七十丸，白汤下，食远服。

黄连消痞丸　治心下痞满，壅滞不散，烦热，喘促不安。

泽泻　姜黄已上各一钱　干生姜二钱　炙甘草　茯苓　白术已上各三钱　陈皮　猪苓已上各五钱　枳实七钱，炒　半夏九钱　黄连一两　黄芩二两，炒

上为细末，汤浸蒸饼为丸，如梧桐子大，每服五十丸，温汤下，食远。

消痞汤一名木香化滞汤　治因忧气郁结中脘，腹皮里微痛，心下痞满，不思饮食。

枳实炒　当归梢已上各二分　陈皮　生姜　木香已上各三分　柴胡四分　草豆蔻

炙甘草已上各五分　半夏一钱　红花少许

上为粗末，作一服，水二盏，生姜三片，煎至一盏，食远服。忌酒湿面。

葶苈丸一名人参顺气饮子　治心下痞，胸中不利。

半夏洗　厚朴炙　石膏　青皮已上各五分　当归身七分　白豆蔻仁　缩砂　茵陈酒制　干葛已上各一钱　炙甘草　羌活　黄芩一半酒洗，一半炒　苦葶苈酒洗，炒　人参　柴胡　独活已上各三钱

上为细末，汤浸蒸饼和匀，筛子内擦如米大，每服二钱，临卧用一口汤下。

胃脘痛门

『原文』

草豆蔻丸 治脾胃虚弱而心火乘之，不能滋荣上焦元气，遇冬肾与膀胱寒水旺时，子能令母实，以致肺金、大肠相辅而来克心乘脾胃，此大复仇①也。经云大胜必大复②，理之常也。故皮毛血脉分肉之间元气已绝于外③，又大寒大燥二气并乘之，则苦恶风寒、耳鸣及腰背相引而痛，鼻息不通，不闻香臭，额寒脑痛，大恶风寒，目时眩不欲开，腹中为寒水反乘，痰唾沃沫，食则反出，腹中常痛，心胃作痛，胁下缩急，有时而痛，腹不能努，大便多泻而少秘，下气不绝，或腹中鸣，此脾胃虚之至极也。

胸中气乱，心烦不安，而为霍乱之渐。咽膈不通，极则噎塞有声，喘喝闭塞，或于日阳处，或于暖室中少缓④，口吸风寒之气则复作⑤。四肢厥逆，身体沉重不能转侧，头不可以回顾，小便溲而时躁。此药主之，秋冬寒凉大复气之药也。

神曲末　柴胡详胁下痛多少用之　姜黄已上各四分　当归身　青皮已上各六分　黄芪　人参　益智仁　吴茱萸汤洗焙干　陈皮　白僵蚕已上各八分　泽泻小便数减半　半夏已上各一钱，洗　甘草生六分，熟六分　麦蘖面一钱五分，炒　草豆蔻仁面裹烧熟为度，一钱四分　桃仁七个，汤浸去皮尖

上除桃仁别研如泥，余为细末同研匀，汤浸蒸饼为丸，如梧桐子大，每服五七十丸，白汤下，食远服。

『注释』

①大复仇：指五行之气的制侮关系。凡本运不及者，胜我之气往往乘虚而至，引起对所克者的过度克制，称为“胜气”；胜极则衰，衰则本运之子气复至，将“胜气”压制下去，称为“复气”，即“大复仇”。本文指脾胃虚弱而致心火过亢，克伐肺金，此心火为胜气。时至冬季，太阳寒水为主气，使肾与膀胱水气大旺，子令母实，助肺金反克心火，此肾水为复气。

②大胜必大复：《素问·至真要大论》：“有胜之气，其必来复也。”即上文之“胜气”“复气”。

③皮毛血脉分肉之间元气已绝于外：《内外伤辨惑论·卷上·辨寒热》："若胃气平常，饮食入胃，其荣气上行，以舒于心肺，以滋养上焦之皮肤腠理之元气也。[胃气]既下流，其心肺无有禀受，皮肤间无阳，失其卫外之护。"

④或于日阳处，或于暖室中少缓：《内外伤辨惑论·卷上·辨寒热》："故阳分皮毛之间虚弱，但见风见寒，或居阴寒处，无日阳处，便恶之也……但避风寒及温暖处，或添衣盖，温养其皮肤，所恶风寒便不见矣。"东垣先生《内外伤辨惑论》主要辨别内伤与外感发热的区别，此为其中一辨。

⑤口吸风寒之气则复作：《内外伤辨惑论·卷上·辨寒热》："常内虚而伤之者，躁热也。或因口吸风寒之气，郁其阴火，使咽膈不通，其吸入之气欲入，为膈上冲脉之火所拒，使阴气不得入，其胸中之气为外风寒所遏而不得伸，令人口开目瞪，极则声发于外，气不能上下，塞于咽中而气欲绝。"

『按语』

本节阐述了草豆蔻丸的主治病证及机理，均比较复杂，涉及"胜气"与"复气"。《素问·五运行大论》："气有余，则制己所胜而侮所不胜；其不及，则己所不胜侮而乘之，己所胜轻而侮之。"《素问·至真要大论》："有胜之气，其必来复也。"五行运行中，如果出现太过而乘己所胜者，那么胜己者定要前来报复，消伐己亢太过，使之平复，当太过恢复正常，所胜者与被胜者就会协调制化；若出现不及，则胜己者就会像不速之客前来欺侮，但胜己者的所不胜又必会进行报复，使不速之客反遭其灾。这样就维持了五行系统的动态平衡。

《素问·六节藏象论》："至而不至，是谓不及，则所胜妄行，所生受病，所不胜乘之。"《脾胃论·脾胃胜衰论》："至而不至者，谓从后来者为虚邪，心与小肠来乘脾胃也……心火旺则肺金受邪……所胜妄行者，言心火旺能令母实，母者，肝木也，肝木旺则挟火势，无所畏惧而妄行也，故脾胃先受之……所生受病者，言肺受土火木之邪，而清肃之气伤……所不胜乘之者，水乘木之妄行而反来侮土。"

从《内经》文看，本证病本为脾胃虚弱，"至而不至，是谓不及"当为此。"所胜妄行"，土之所胜应为肾水；"所生受病"，土之所生应为肺金；"所不胜乘之"，土之所不胜应为肝木。但东垣先生之释与此不同，"至而不至，是谓不及"释为心与小肠之火乘土，克伐肺金；"所胜妄行"，释为心火旺子令母实，肝木之火妄行；"所生受病"，释为肺受土火木之邪所伤；"所不胜乘之"，释为水乘木之妄行而反来侮土。

以上东垣先生之所阐释不知所本，存疑。

『原文』

神圣复气汤[1]　治复气乘冬，足太阳寒水、足少阴肾水之旺，子能令母实，手太阴肺实，反来克土，火木受邪，腰背胸膈闭塞疼痛，善嚏，口中涎，目中泣，鼻中流浊涕不止，或如息肉，不闻香臭，咳嗽痰沫，上热如火，下寒如冰。头作阵痛，目中溜火，视物𥆨𥆨，耳聋耳鸣，头并口鼻大恶风寒，喜日晴暖，夜卧不安。常觉痰塞，咽膈不通，口不知味，两胁缩急而痛，牙齿动摇，不能嚼物。脐腹之间及尻臀足膝不时寒冷，前阴冷而多汗，行步攲侧，起居艰难，麻木风痹，小便数，气短喘喝，少气不足以息，遗失无度，及妇人白带，阴户中大痛，牵心而痛，面色黧黑。男子控睾，痛牵心腹，或面色如赭，食少，大小便不调，烦心霍乱，逆气里急，腹不能努，或肠鸣，膝下筋急，肩胛大痛。此皆寒水来复火土之仇[2]也。

干姜炮　黑附子炮，已上各三分　防风　人参　郁李仁另研，已上各五分　当归身六分，酒洗　半夏汤洗　升麻已上各七分　藁本　甘草已上各八分　柴胡　羌活已上各一钱　白葵花[3]五朵，去心剪碎

上件都作一服，水五大盏，煎至二盏，入黄芪一钱、橘红五分、草豆蔻仁一钱，面裹煨熟，去皮，同煎至一盏，再入下项药。黄柏三分，酒浸，黄连三分，酒浸，枳壳三分，生地黄三分，酒洗。此四味，预一日另用新水浸，又以华细辛二分，川芎细末三分，蔓荆子三分，作一处浸。此三味并黄柏等煎正药，作一大盏，不去渣，入此所浸之药，再上火同煎至一大盏，去渣，稍热服，空心。

又能治啮颊，啮唇舌，舌根强硬等证如神。忌肉汤及食肉，不助经络中火邪也。大抵肾元与膀胱经中有寒，气不足者并宜服之。于月生月满时食，隔三五日一服，如病急不拘时候。

『注释』

①神圣复气汤：本方在《内外伤辨惑论》中称为"肾之脾胃虚方"。肾之脾胃虚，指冬寒气胜，中焦气弱，脾胃受寒，发为肾之脾胃虚证。从主治证看，当为脾肾两虚，上热下寒之证。

②寒水来复火土之仇：寒水之气来复，则水盛克火，并反侮土，为火土之仇敌。

③白葵花：疑为蜀葵花之白者，锦葵科植物蜀葵的花朵。蜀葵，又名水芙蓉、栽秧花，有红、白、淡三色。甘寒，和血润燥，通利二便。可治痢疾、吐血、血

崩、带下。《珍珠囊》：治带下，赤治赤（带），白治白（带）。

『原文』

麻黄豆蔻丸　治客寒犯胃，心胃大痛不可忍。

木香　青皮　红花　厚朴已上各二分　苏木三分　荜澄茄四分　升麻　半夏汤洗　麦糵面　缩砂仁　黄芪　白术　陈皮去白　柴胡　炙甘草　吴茱萸　当归身已上各五分　益智仁八分　神曲末二钱，炒　麻黄不去节，三钱　草豆蔻仁五钱

上为细末，汤浸蒸饼为丸，如梧桐子大，每服五十丸，白汤下，或细嚼汤下亦可。

酒伤病论[①]

『原文』

论酒大热有毒，气味俱阳，乃无形之物也。若伤之，则止当发散，汗出则愈矣，此最妙法也；其次莫如利小便。二者乃上下分消其湿，何酒病之有。今之酒病者，往往服酒癥丸[②]，大热之药下之，又有牵牛、大黄下之，是无形元气受病，反下有形阴血，乖误甚矣。酒性大热，已伤元气，而复重泻之，况亦损肾水真阴，及有形阴血俱为不足，如此则阴血愈虚，真水愈弱，阳毒之热大旺，反增其阴火，是谓元气消亡，七神何依，折人长命，虽不即死，而虚损之病成矣。《金匮要略》云：酒疸[③]下之，久久为黑疸[④]。慎不可犯此戒，不若令上下分消其湿，当以葛花解酲汤主之。

『注释』

①酒伤病论：本节酒伤病论内容与《脾胃论·卷下·论饮酒过伤》基本一致，可互参。

②酒癥丸：出自《局方》。治饮酒过度，头旋恶心呕吐，及酒积停于胃间，遇饮即吐，久而成癖。雄黄皂角子大六个，巴豆连皮油十五个，蝎梢十五个，同研，入白面五两半，滴水丸豌豆大，将干，入麸内炒香。将一粒放水试之，浮则取起收之。每服二丸，温酒下。

③酒疸：因饮酒过度，湿热郁蒸，胆热液泄所致的黄疸。五疸之一，亦称酒黄疸。《金匮要略·黄疸病脉证并治》：“酒疸，心中热，欲呕者，吐之愈。酒疸下之，久久为黑疸，目青面黑，心中如啖蒜齑状，大便正黑，皮肤抓之不仁，其脉浮弱，虽黑微黄，故知之。”“酒黄疸，心中懊憹或热痛，栀子大黄汤主之。”

④黑疸：《诸病源候论·黑疸候》：“黑疸之状，苦小腹满，身体尽黄，额上反黑，足下热，大便黑。是夫黄疸、酒疸、女劳疸，久久多变为黑疸。”后世有以黑疸为五疸之一者，亦有如巢氏谓诸疸久不愈而致者，其说不一。

『按语』

本节针对时弊，纵论以热药下法治疗酒伤之害，认为此法耗阴血，伤真水，使元气受损。唯发汗、利小便，上下分消其湿，方为正治。

酒之性，《本草纲目·谷部·米酒》：气味苦甘辛，大热，有毒。李时珍引陶弘景语：“大寒凝海，惟酒不冰，明其性热，独冠群物。药家多用以行其势，人饮多则体弊神昏，是其有毒故也。”时珍自言：“少饮则和血行气，壮神御寒，消愁遣兴；痛饮则伤神耗血，损胃亡精，生痰动火。”

『原文』

葛花解酲汤[①]

木香五分　人参去芦　猪苓去黑皮　白茯苓　橘皮已上各一钱五分　白术　干生姜　神曲炒　泽泻已上各二钱　莲花青皮三钱　缩砂仁　白豆蔻仁　葛花已上各五钱

上为极细末，和匀，每服三钱匕，白汤调下，但得微汗，酒病去矣。此盖不得已而用，岂可恃赖日日饮酒。此药气味辛辣，偶因酒病服之则不损元气，何者？敌酒病故也。若频服之，损人天命。

『注释』

①葛花解酲（chéng 呈）汤：《脾胃论》中本方主治：“饮酒太过，呕吐痰逆，心神烦乱，胸膈痞塞，手足战摇，饮食减少，小便不利。”方中莲花青皮三分。酲，酒醉昏沉的样子。

『按语』

本方虽可解酒，但东垣先生谆谆告诫："此盖不得已而用，岂可恃赖日日饮酒。"否则大损元气。《张氏医通》："此虽本五苓、四君子，益入葛花、豆蔻等辛散之味，大损元气，世人不知，妄谓方中人参有补益之功，恃此纵饮，是自伐其天也。"

『原文』

枳术丸　治痞，消食，强胃。

枳实麸炒黄色，一两　白术二两

上为极细末，荷叶裹，烧饭为丸，如绿豆一倍大，每服五十丸，白汤下，不拘时候，量所伤多少加减服之。

半夏枳术丸　治因冷物内伤。

半夏汤洗七次，一两　枳实麸炒黄色　白术已上各二两

上三味为极细末，荷叶裹，烧饭为丸，如绿豆一倍大，每服五十丸，白汤下，量所伤加减服之。

橘皮枳术丸　治元气虚弱，饮食不消，或脏腑不调，心下痞闷。

橘皮　枳实麸炒黄色，各一两　白术二两

上为极细末，荷叶裹，烧饭为丸，如绿豆一倍大，每服五十丸，白汤下，量所伤加减服之。

除湿益气丸　治伤湿面，心腹满闷，肢体沉重。

红花三分　萝卜子炒熟，五钱　枳实麸炒黄色　黄芩生用　神曲炒黄色　白术已上各一两

上同为细末，荷叶裹，烧饭为丸，如绿豆一倍大，每服五十丸，白汤下，量所伤加减服之。

除湿散　治伤马奶子，并牛羊酪水，一切冷物。

甘草炙　红花已上各二钱　半夏汤洗七次　干生姜已上各三钱　车前子　泽泻已上各五钱　茯苓七钱　神曲炒黄色，一两

上为极细末，每服三钱匕，白汤调下，食前。

升麻黄连丸　治多食肉口臭，不欲闻其秽恶气，使左右不得近。

白檀二钱　生甘草三钱　生姜取自然汁　莲花青皮　升麻已上各五钱　黄连去须，一两　黄芩去腐，酒洗，二两

上为极细末，汤浸蒸饼为丸，如弹子大，每服一丸，细嚼，白汤下，食后。

上二黄丸 治伤热食，痞闷，兀兀欲吐，烦乱不安。

甘草二钱 升麻 柴胡已上各三钱 黄连酒洗，一两 黄芩二两

一方加枳实五钱。上为细末，汤浸蒸饼为丸，如绿豆大，每服五十丸，白汤下，食远。

五苓散 治伤寒温热，表里未解，头痛发热，口燥咽干，烦渴饮水；或水入即吐，心中淡淡，停湿在内，小便不利，及汗出表解，烦渴不止，宜服之。又治霍乱吐利，躁渴引饮。太阳证入本之下药也。

泽泻二两五钱 猪苓一两五钱 茯苓一两五钱 白术一两五钱 桂一两

上为细末，每服二钱，热汤调服，不计时候，服讫多饮热汤，有汗出即愈。

治伤冷饮者，以五苓散每服二钱三钱匕，加生姜煎服之。治伤食兼伤冷饮者，煎五苓散，送半夏枳术丸。治伤冷饮不恶寒者，腹中亦不觉寒，惟觉闷，身重食不化者，或小便不利，煎去桂五苓散，依前斟酌服之。

瓜蒂散 上部有脉，下部无脉，其人当吐不吐者死，何谓也？下部无脉，此谓木郁也。饮食过饱，填塞胸中，胸中者，太阴之分野。经曰：气口反大于人迎三倍，食伤太阴。故曰木郁则达之，吐者是也。

瓜蒂 赤小豆已上各等分

上二味为极细末，每服二钱匕，温浆水调下，取吐为度。若不至两手尺脉绝无，不宜便用此药，恐损元气，令人胃气不复。若止是胸中窒塞闷乱不通，以指探去之。如不得吐者，以物探去之，得吐则已。如食不去，用此药吐之。

解云：盛食填塞于胸中，为之窒塞，两寸脉当主事，两尺脉不见，其理安在？胸中有食，故以吐出之。食者，物也；物者，坤土也，是足太阴之号也。胸中者，肺也，为物所填；肺者，手太阴金也，金主杀伐也，与坤土俱在于上而旺于天[①]。金能克木，故肝木生发之气伏于地下，非木郁而何？吐去上焦阴土之物，木得舒畅，则郁结去矣。

食塞于上，脉绝于下，若不明天地之道，无由达此至理。水火者，阴阳之征兆，天地之别名也。故曰独阳不生，独阴不长。天之用在于地下，则万物生长矣；地之用在于天上，则万物收藏矣。此乃天地交而万物通也，此天地相根之道也。故阳火之根本于地下，阴水之源本于天上，故曰水出高源。故人五脏主有形之物，物者阴也，阴者水也，右三部脉主之，偏见于寸口。食塞其上，是绝五脏之源，源绝则水不下流，两尺竭绝，此其理也，何疑之有？

假令所伤前后不同，以三分为率，伤热物二分，伤生冷硬物一分，用寒药三黄丸[②]二停，热药巴豆三棱丸[③]一停，合而服之。如热物伤少而寒物伤多，则寒药少而热药多也。假令夏月大热之时，伤生冷硬物，当用热药巴豆三棱丸治之，须

加三黄丸，谓天时不可伐，故加寒药以顺时令。若热物，只用三黄丸，何谓？此三黄丸时药也。假令冬天大寒之时，伤羊肉湿面等热物，当用三黄丸治之，须加热药少许，草豆蔻丸之类是也，为引用，又为时药。经云：必先岁气，无伐天和④。此之谓也，余皆仿此。

『注释』

①与坤土俱在于上而旺于天：指肺气主上焦，食物填塞于胸中，窒塞上焦气机，形成上焦实证。

②三黄丸：见《脾胃论》卷下附方三黄丸，治丈夫妇人三焦积热。黄连、黄芩、大黄各一两，炼蜜为丸，如梧桐子大，每服三十丸。

③巴豆三棱丸：见本卷《饮食劳倦门》脾胃虚损论附方。

④必先岁气，无伐天和：出自《素问·五常政大论》，指用药首先要明确主岁之气，不可对抗天人相应的规律。《类经》卷十二注："五运有纪，六气有序，四时有令，阴阳有节，皆岁气也。人气应之以生长收藏，即天和也。"本文指夏季主气为热，内伤生冷，当予热药时必佐以寒药；冬季主气为寒，即使内伤湿热，用寒药时亦必佐以热药，与时令相应。

『按语』

以上瓜蒂散及解与《内外伤辨惑论·卷下·吐法宜用辨上部有脉下部无脉》基本一致，并与本卷《饮食劳倦门》诸论近似，可互参。

消 渴 门

消 渴 论

『原文』

《阴阳别论》云：二阳结谓之消[①]。《脉要精微论》云：瘅成为消中[②]。夫二阳者，阳明也。手阳明大肠主津，病消则目黄口干，是津不足也。足阳明胃主血，热则消谷善饥，血中伏火，乃血不足也。结者，津液不足，结而不润，皆燥热为病也。此因数食甘美而多肥，故其气上溢，转为消渴。治之以兰，除陈气也[③]。不可服膏粱芳草石药，其气剽悍，能助燥热也。越人云：邪在六腑则阳脉不和，阳脉不和则气留之[④]，气留之则阳脉盛矣。阳脉大盛则阴气不得荣也，故皮肤肌肉消削是也。经云：凡治消瘅[⑤]仆击[⑥]，偏枯[⑦]痿厥[⑧]，气满发逆，肥贵人则膏粱之疾也[⑨]。岐伯曰[⑩]：脉实病久可治，脉弦小病久不可治。

『注释』

①二阳结谓之消：《类经》卷十三注："阳邪留结肠胃，则消渴善饥，其病曰消。"

②瘅成为消中：瘅，热。积热日久，热燥津伤，就会发展为善食易饥的中消病。

③数食甘美而多肥……除陈气也：出自《素问·奇病论》。兰，兰草。《本草纲目·草部》兰草："其气清香，生津止渴，润肌肉，治消渴、胆瘅。"

④邪在六腑……则气留之：出自《难经·三十七难》。原文为："邪在六腑则阳脉不和，阳脉不和则气留之，阳气太盛，则阴气不得相荣也，故曰格。"原文主要讨论了关格的病机。六腑属阳，邪在六腑，气为邪壅，停留于阳脉，则手足三阳之经脉不和。阳脉偏盛，阴气格拒，不能相荣于阳脉。皮肤肌肉失阴气之濡养，故东垣先生云"皮肤肌肉消削是也"。

⑤消瘅：消渴。《类经》卷十六注："消瘅者，三消之总称，谓内热消中而肌

肤消瘦也。”

⑥仆击：中风突然仆倒。

⑦偏枯：半身不遂。

⑧痿厥：因气机不顺而致肢体痿弱不用的痿证。《素问·生气通天论》：“秋伤于湿，上逆而咳，发为痿厥。”王冰注：“厥，谓气逆也。”

⑨肥贵人则膏粱之疾也：原文为：“甘肥贵人，则膏粱之疾也。”指以上消瘅仆击，偏枯痿厥，气满发逆诸病，如肥胖、富贵人所患，则是过食膏粱厚味而致。

⑩岐伯曰：下文出自《素问·通评虚实论》。原文为：“帝曰：消瘅虚实何如？岐伯曰：脉实大，病久可治，脉悬小坚，病久不可治。”意为脉实大为真气未伤，病虽久可治。脉象弦小而坚，为胃气已绝，病久则不可治。弦小，细小。

『按语』

本节引《内经》文阐述了消渴的病因病机。多食甘肥厚味，邪热留于足阳明，肠胃燥热，津液不足，则发为消渴。邪留阳脉，格拒阴气于外，皮肤肌肉失于濡养，故皮肤肌肉消削。本病不可治以膏粱、芳草、石类药，此类药物性峻猛，助燥热，可予兰草治之。兰草气味芳香，生津止渴，东垣先生称之为兰香，是其治消渴时喜用之药，治消渴方生津甘露饮子和兰香饮子均使用了此药。从二方主治均为大渴、饮水极甚看，本药有很强的生津止渴作用。

『原文』

后分为三消，膈消者，舌上赤裂，大渴引饮。《气厥论》[①]云心移热于肺，传为膈消[②]者是也，以白虎加人参汤治之。中消者，善食而瘦，自汗，大便硬，小便数。叔和云[③]：口干饶[④]饮水，多食亦肌虚，瘅成消中者是也。以调胃承气、三黄丸治之。下消者，烦躁引饮，耳轮焦干，小便如膏。叔和云：焦烦水易亏，此肾消也，以六味地黄丸治之。

《总录》[⑤]所谓末传能食者，必发脑疽背疮。不能食者，必传中满鼓胀，皆谓不治之证。洁古老人分而治之，能食而渴者白虎加人参汤，不能食而渴者，钱氏方白术散[⑥]倍加葛根治之。上中既平，不复传下消矣。前人用药厥有旨哉。

或曰：末传疮疽者何也？此火邪胜也。其疮痛甚而不溃，或赤水者是也。经云：有形而不痛，阳之类也，急攻其阳，无攻其阴[⑦]。治在下焦，元气得强者生，失强者死。末传中满者何也？以寒治热，虽方士不能废其绳墨而更其道也。然脏腑有远近，心肺位近，宜制小其服⑧；肾肝位远，宜制大其服，皆适其至所为故。如过与不及，皆诛罚无过之地也。如膈消、中消，制之太急，速过病所，久而成中满之病，正谓上热未除，中寒复生者也，非药之罪，失其缓急之制也。处方之制，宜加意焉。

『注释』

①《气厥论》：原作“《逆调论》”，所引经文出自《素问 · 气厥论》，据改。

②心移热于肺，传为膈消：《类经》卷十五注：“肺属金，其化本燥，心复以热移之，则燥欲甚而传为膈消。膈消者，膈上焦烦，饮水多而善消也。”

③叔和云：以下引文出自高阳生《脉诀》，下文同。

④饶：原无，据《脉诀》本补。

⑤《总录》：疑为《圣济总录》，又名《政和圣济总录》，200卷。宋徽宗时由政府组织医家编纂，成书于1111～1117年。内容系采辑历代医籍并征集民间验方和医家献方整理汇编而成，全书收载药方约2万首，共66门。

⑥钱氏方白术散：出自《小儿药证直诀》，方名为七味白术散。药物组成：人参、茯苓、炒白术、甘草、藿香叶、木香、葛根。主治小儿脾胃虚弱，呕吐泄泻，肌热烦渴。

⑦有形而不痛……无攻其阴：出自《灵枢 · 寿夭刚柔》：“病有形而不痛者，阳之类也。无形而痛者，阴之类也。无形而痛者，其阳完而阴伤之也，急治其阴，无攻其阳。有形而不痛者，其阴完而阳伤之也，急治其阳，无攻其阴。”马莳注：“凡病涉有形，而按之不痛，是乃属之阳经者也，凡病本无形而不免于痛者，是乃属之阴经者也。正以无形而痛者，乃阳经不伤而阴经受伤耳，理当急治其阴经，无攻其阳经；有形而不痛者，乃阴经不伤而阳经受伤耳，理当急治其阳经，无攻其阴经。”张志聪注：“有形者，皮肉筋骨之有形；无形者，五脏六腑之气也。病有形而不痛者，病在外之阳也。病无形而痛者，气伤痛也。阴完阳完者，脏腑阴阳之气不伤也。”然东垣先生此文与上文所云“其疮痛甚而不溃”文义不符，疑误。

⑧宜制小其服：《素问 · 至真要大论》：“是故平气之道，近而奇偶，制小其服也。远而奇偶，制大其服也。”张志聪注：“大服小服者，谓分两之轻重也。大则宜于数少而分两多，盖气味专而能远也。小则宜于数多而分两少，盖气分则力薄而不能远达矣。”

『按语』

本节东垣先生详论了三消的治法和传变情况。上、中、下三消，按各症病机特点，尊前人之治，分别予清热、泄下、滋阴之法。及其传变，可予洁古老人张元素之法，以白虎加人参汤、钱乙方白术散倍加葛根治之。张元素对钱氏方甚为欣赏，将钱乙《小儿药证直诀》五脏诸方作为其脏腑补泻的主要方剂，临证亦常用其方。东垣先生并对三消用药进行了深入阐释，认为中上二消，其位近，用药量当小；下消病位远，用量当大。亦符合其脾胃用药药味多、用量小的特点。

『原文』

和血益气汤 治口干舌干小便数，舌上赤脉。此药生津液，除干燥，生肌肉。

柴胡 炙甘草 生甘草此味治口干舌干也 麻黄根已上各三分 酒当归梢四分 酒知母 酒汉防己 羌活已上各五分 石膏六分，治小便赤色 酒生地黄七分 酒黄连八分，治舌上赤脉也 酒黄柏 升麻已上各一钱 杏仁 桃仁已上各六个 红花少许

上㕮咀，都作一服，水二大盏，煎至一盏，去渣，温服。忌热湿面酒醋等物。

当归润燥汤 治消渴大便闭涩，干燥结硬，兼喜温饮，阴头退缩，舌燥口干，眼涩难开，及于黑处见浮云。

细辛一分 生甘草 炙甘草 熟地黄已上各三分 柴胡七分 黄柏 知母 石膏 桃仁泥子 当归身 麻子仁 防风 荆芥穗已上各一钱 升麻一钱五分 红花少许 杏仁六个 小椒三个

上㕮咀，都作一服，水二大盏，煎至一盏，去渣，热服，食远。忌辛热物。

生津甘露汤一名清凉饮子 治消中能食而瘦，口舌干，自汗，大便结燥，小便频数。

升麻四分 防风 生甘草 汉防己 生地黄已上各五分 当归身六分 柴胡 羌活 炙甘草 黄芪 酒知母 酒黄芩已上各一钱 酒龙胆草 石膏 黄柏已上各一钱五分 红花少许 桃仁五个 杏仁十个

上㕮咀，都作一服，水二盏，酒一匙，煎至一盏，稍热服，食远。

辛润缓肌汤一名清神补气汤 前消渴证才愈，止有口干，腹不能努，此药主之。

生地黄 细辛已上各一分 熟地黄三分 石膏四分 黄柏酒制 黄连酒制 生甘草 知母已上各五分 柴胡七分 当归身 荆芥穗 桃仁 防风已上各一钱 升麻一

钱五分　红花少许　杏仁六个　小椒二个

上㕮咀，都作一服，水二大盏，煎至一盏，食远，稍热服之。

甘草石膏汤　渴病久愈，又添舌白滑微肿，咽喉咽津觉痛，嗌肿，时时有渴，喜冷饮，口中白沫如胶。

生地黄　细辛已上各一分　熟地黄　黄连已上各三分　甘草五分　石膏六分　柴胡七分　黄柏　知母　当归身　桃仁炒，去皮尖　荆芥穗　防风已上各一钱　升麻一钱五分　红花少许　杏仁六个　小椒二个

上如麻豆大，都作一服，水二盏，煎至一盏，食后温服。

甘露膏一名兰香饮子　治消渴饮水极甚，善食而瘦，自汗，大便结燥，小便频数。

半夏二分，汤洗　熟甘草　白豆蔻仁　人参　兰香　升麻　连翘　桔梗已上各五分　生甘草　防风已上各一钱　酒知母一钱五分　石膏三钱

上为极细末，汤浸蒸饼，和匀成剂，捻作薄片子，日中晒半干，擦碎如米大，每服二钱，淡生姜汤送下，食后。

生津甘露饮子　治消渴，上下齿皆麻，舌根强硬肿痛，食不能下，时有腹胀，或泻黄如糜，名曰飧泄。浑身色黄，目睛黄甚，四肢痿弱，前阴如冰，尻臀腰背寒，面生黧色，胁下急痛，善嚏，喜怒健忘。

藿香二分　柴胡　黄连　木香已上各三分　白葵花　麦门冬　当归身　兰香已上各五分　荜澄茄　生甘草　山栀子　白豆蔻仁　白芷　连翘　姜黄已上各一钱　石膏一钱二分　杏仁去皮　酒黄柏已上各一钱五分　炙甘草　酒知母　升麻　人参已上各二钱　桔梗三钱　全蝎二个，去毒

上为细末，汤浸蒸饼，和匀成剂，捻作片子，日中晒半干，擦碎如黄米大，每服二钱，津唾下，或白汤送下，食远服。

眼耳鼻门

诸脉者皆属于目论

『原文』

《五脏生成篇》云：诸脉者皆属于目[①]，目得血而能视[②]。五脏六腑精气皆上注于目而为之精，精之窠为眼，骨之精为瞳子，筋之精为黑眼，血之精为络，其窠气之精为白眼，肌肉之精则为约束，裹撷筋骨血气之精而与脉并为系，上属于脑后，出于项中。故邪中于项，因逢其身之虚，其入深，则即随眼系入于脑则脑转，脑转则引目系急，目系急则目眩以转矣。邪中其精[③]，其精所中不相比也[④]，则精散，精散则视岐，故见两物。目者，五脏六腑之精，荣卫魂魄之所常营也，神气之所主[⑤]也。故神劳则魂魄散，志意乱，是故瞳子黑眼发[⑥]于阴，白眼赤脉发于阳，故阴阳合传而为精明也。目者，心之使也。心者，神之舍也。故神精乱而不转，卒然见非常之处，精神魂魄散不相得，故曰惑也。

夫十二经脉，三百六十五络，其血气皆上走[⑦]于面而走空窍，其清阳气上散于目而为精[⑧]，其气走于耳而为听。

因心事烦冗，饮食失节，劳役过度，致脾胃虚弱，心火大盛，则百脉沸腾，血脉逆行，邪害空窍，天明则日月不明矣。夫五脏六腑之精气皆禀受于脾，上贯于目。脾者，诸阴之首也。目者，血脉之宗也。故脾虚则五脏之精气皆失所司，不能归明于目矣。心者，君火也，主人之神，宜静而安，相火代行其令。相火者，包络也，主百脉皆荣于目。既劳役运动，势乃妄行，又因邪气所并而损血脉，故诸病生焉。凡医者，不理脾胃及养血安神，治标不治本，是不明正理也。

『注释』

①诸脉者皆属于目：目为宗筋聚汇之处。《灵枢·口问》："目者，宗筋之所聚也。"属，连属。

②目得血而能视：《素问·五脏生成》原文作"肝受血而能视"。

③邪中其精：邪，通“斜”。《灵枢·大惑论》原文无“中”字，作“邪其精”。

④其精所中不相比也：指后文所言“视岐”“见两物”。中，中的。

⑤主：《灵枢·大惑论》原文作“生”。

⑥发：《灵枢·大惑论》原文作“法”。后文同此。

⑦走：《灵枢·邪气脏腑病形》原文无“走”字。

⑧其清阳气上散于目而为精：《灵枢·邪气脏腑病形》原文为“其清阳气上走于目而为睛”。

『按语』

东垣先生引《内经》文阐述了眼目为病的生理病理，认为目疾与脾胃虚弱关系密切。五脏六腑之精气荣于眼目，此则禀气于脾，“故脾虚则五脏之精气皆失所司，不能归明于目”。《素问·通评虚实论》云：“头痛耳鸣，九窍不利，肠胃之所生也。”《脾胃论·脾胃虚实传变论》：“胃气一虚，耳目口鼻俱为之病。”凡精神、饮食、劳役诸多因素俱可致脾胃虚弱，引发目疾。故养血安神，调理脾胃，方为治本之法。

内障眼论

『原文』

凡心包络之脉出于心中，以代心君之行事也，与少阳为表里。瞳子散大者，少阴心之脉挟目系，厥阴肝之脉连目系，心主火，肝主木，此木火之势盛也。其味则宜苦、宜酸、宜凉[①]，大忌辛辣热物，以助木火之邪也。饮食中常知此理可也。夫辛主散，热则助火，故不可食。诸酸主收心气，泻木火也；诸苦泻火热，则益水也。尤忌食冷水大寒之物，此则能损胃气。胃气不行则元气不生，元气不生则胃气下流，胸中三焦之火及心火乘于肺，上入脑灼髓。火主散溢，瞳子开大，大热之物又助火邪，此盖不可食验也。药中去茺蔚子[②]，以味辛，及主益睛，辛者是助火也，故去之。乃加黄芩、黄连泻中焦之火，芩能泻上焦肺中之火，以酒洗之，乃寒因热用[③]也。又去青葙子[④]，为助阳火[⑤]也。加五味子以收瞳人开大[⑥]。且火之与气势不两立，故《内经》曰：壮火食气，气食少火；少火生气，壮火散气。诸酸之物能助元气，孙真人云：五月常服五味[⑦]，助五脏气，以补西方肺金[⑧]。经云以酸补之，以辛泻之[⑨]。辛泻气则明矣。或曰：药中有当归，其味亦辛而甘，其不去者何？此辛甘一味，以其和血之圣药，况有甘味，又欲以为向导，为诸药之使耳。

『注释』

①其味则宜苦、宜酸、宜凉：《素问·至真要大论》："风淫于内，治以辛凉，佐以苦，以甘缓之，以辛散之。热淫于内，治以咸寒，佐以甘苦，以酸收之，以苦发之。"

②药中去茺蔚子：从下文文义看，似为论一方之用药者，此前疑有脱文。

③寒因热用：出自《素问·至真要大论》。吴昆注："寒因热用者，如大热在中，以寒攻治则不入，以热攻治则病增，乃以寒药热服，入腹之后，热气既消，寒性遂行，情且协和，而病以减。"马莳注："寒以治热，而佐以热药，乃寒因寒用也。"

④又去青葙子：青葙子，《本草纲目》载其气味苦，微寒，无毒，可镇肝明目。汪昂《本草备要》："瞳子散大者忌服，能助相火。"

⑤阳火：阳热之火。一指人体之阳气，《素问·六元正纪大论》："不发不泄，则湿气外溢，肉溃皮坼而水血交流，必赞其阳火。"一指心火。一指阳热亢盛，多见于温病。本篇从上下文看，当指心肝之火。

⑥加五味子以收瞳人开大：黄宫绣《本草求真》："五味专入肺、肾。味虽有五，皮甘肉酸，核中苦辛，皆咸。而酸咸俱多……敛气滋水，益气生津，补虚明目，强阴涩精……收耗散之气，瞳子散大，为保肺滋肾要药。"

⑦五味：即五味子。葛洪《抱朴子内篇》卷十一："五味者，五行之精，其子有五味。"王肯堂《证治准绳》："五味皮甘肉酸，核中辛苦，都有咸味，故名五味子。"

⑧五月常服五味……以补西方肺金：《千金方》原文为："五月常服五味子，以补五脏气……使人精神顿加；六月常服五味子，以益肺金之气，在上则滋源，在下则补肾。"

⑨以酸补之，以辛泻之：《素问·脏气法时论》："肺欲收，急食酸以收之，用酸补之，辛泻之。"《类经》卷十四注："肺应秋，气主收敛，故宜食酸以收之。肺气宜聚不宜散，故酸收为补，辛散为泻。"

『按语』

本节专论内障眼病之瞳子散大。东垣先生认为本证属心肝火盛，宜予苦、酸、凉之品，大忌辛辣之物。其治当用寒因热用之法，以顺邪气之势。并论述了具体用药，但其中似有脱文。

『原文』

芎辛汤 治两眼昼夜隐涩难开，羞明恶日，视物昏暗，赤肿而痛。

细辛二分 芎䓖 蔓荆子已上各五分 甘草 白芷已上各一钱 防风一钱五分

上㕮咀，都作一服，水二盏，煎至一盏，临卧温服。

碧天丸一名井珠丸 治目疾累服寒凉药不愈，两眼蒸热如火之熏，赤而不痛，满目红丝，血脉贯睛，瞀闷昏暗，羞明畏日，或上下睑赤烂，或冒风沙而内外眦皆破，洗之神效。

枯白矾二分 铜绿七分研 瓦粉炒黑，一两

上先研白矾、铜绿令细，旋即入粉同研匀，熟水和之，共为一百丸。每用一丸，热汤半盏，浸一二个时辰，洗至觉微涩为度。合眼半时辰许，临卧更洗之，瞑目便睡。一丸可洗十遍，再用，汤内坐令热。此药治其标，若里实者不宜用。

广大重明汤 治两目睑赤烂，热肿疼痛并稍赤，及眼睑痒痛，抓之至破，眼弦生疮，目多眵泪，隐涩难开。

龙胆草 防风 生甘草 细辛已上各一钱

上锉如咀，内甘草不锉，只作一锭，先以水一大碗半，煎龙胆一味，至一半再入余三味，煎至少半碗，滤去渣，用清汁带热洗，以重汤坐令热，日用五七次，但洗毕合眼一时。去胬肉及痒亦验。

百点膏 张济氏眼病翳六年，以至遮瞳人，视物不明，有云气之状，因用此药而效。

蕤仁去皮尖，三分 当归身 甘草已上各六分 防风八分 黄连拣治二钱，锉如麻豆大，水一大碗，煎至一半入药

上件锉如麻豆大，蕤仁别研如泥，同熬，滴在水中不散，去沫，蜜少许，再熬少时为度。令病人心静点之，至目中微痛，日用五七次，临卧点尤疾效。名之曰百点膏，但欲多点，使药力相继也。

选奇汤 治眉骨痛不可忍。

炙甘草夏月生用 羌活 防风已上各三钱 酒黄芩一钱，冬月不用。此一味如能食热痛，倍加之

上㕮咀，每服五钱，水二盏，煎至一盏，去渣，食后服之。

神效明目汤 治眼棱紧急，致倒睫拳毛，及上下睑皆赤烂，睛疼昏暗，昼

则冷泪常流，夜则眼涩难开。

细辛二分　蔓荆子五分　防风一钱　葛根一钱五分　甘草二钱

一方加黄芪一钱。上㕮咀，作一服，水二盏，煎至一盏，去渣，稍热临卧服。

羌活点翳膏一名复明膏　治足太阳寒水膜子遮睛，白翳在上，视物不明。

椒树东南根二分，西北根二分　藁本　汉防己已上各二分　黄连　防风　麻黄去根节　柴胡　升麻　生地已上各三分　生甘草四分　当归身六分　羌活七分　蕤仁六个

上用净水一大碗，先煎汉防己、黄连、生甘草、当归、生地黄，煎至一半，下余药再煎至一盏，去渣，入银石器中再熬之，有力为度。

明目细辛汤　治两目发赤微痛，羞明畏日，怯风寒，怕火，眼睫成纽，眵糊多，隐涩难开，眉攒肿闷，鼻塞涕唾稠粘，大便微硬。

川芎五分　生地黄酒制　蔓荆子已上各六分　当归梢　白茯苓　藁本已上各一钱　荆芥一钱二分　防风二钱　麻黄根　羌活已上各三钱　细辛少许　红花少许　椒八个　桃仁二十个

上㕮咀，分作四服，每服水二盏，煎至一盏，去渣，稍热临卧服之。忌酒醋湿面。

复明散　治内瘴。

青皮三分　橘皮　川芎　苍术已上各五分　炙甘草　生地黄　连翘　柴胡已上各一钱　黄芪一钱五分　当归身二钱

上锉如麻豆大，都作一服，水二大盏，煎至一盏，去渣，稍热服之。食后忌酒醋湿面辛热大料物之类。

助阳和血汤　治眼发之后，微有上热，白睛红，隐涩难开，睡多眵泪。

蔓荆子二分　香白芷三分　柴胡　黄芪　炙甘草　当归身酒洗　防风已上各五分　升麻七分

上㕮咀，都作一服，水一盏半，煎至八分，去渣，稍热服，临卧。避风寒处睡。

吹云膏　治目中泪及迎风寒泣，羞明畏日，常欲闭目，喜在暗室，塞其户牖，翳膜岁久遮睛，此药多点神验。

细辛一分　升麻　蕤仁已上各三分　青皮　连翘　防风已上各四分　柴胡五分　生甘草　当归身已上各六分　荆芥穗一钱，微取浓汁　生地黄一钱五分　楝黄连三钱

上㕮咀，除连翘外，用澄清净水二碗，先熬余药至半碗，入连翘同熬，至一大盏许，去渣，入银石器内文武火熬，滴入水成珠，不散为度，入炼去沫，熟蜜少许，熬匀用之。

防风饮子　治倒睫拳毛。

细辛　蔓荆子已上各三分　葛根　防风已上各五分　当归身七分半　炙甘草　黄连　人参已上各一钱

上锉如麻豆大，都作一服，水二盏，煎至一盏，食远服，避风寒。

拨云汤　戊申六月，徐总管患眼疾，于上眼皮下出黑白翳两个，隐涩难开，两目紧缩而无疼痛。两手寸脉细紧，按之洪大无力，知足太阳膀胱为命门相火煎熬，逆行作寒水翳，及寒膜遮睛证。呵欠，善悲健忘，嚏喷眵泪，时自泪下，面赤而白，能食，不大便，小便数而欠，气上而喘。

黄芪一分　细辛　生姜　葛根　川芎已上各五分　柴胡七分　荆芥穗　藁本　生甘草　升麻　当归身　知母已上各一钱　羌活　防风　黄柏已上各一钱五分

上㕮咀，如麻豆大，都作一服，水二盏，煎至一盏，去渣，热服，食后。

神效黄芪汤　治浑身麻木不仁，或头面手足肘背，或腿脚麻木不仁，并皆治之。如两目紧急缩小，及羞明畏日，隐涩难开，或视物无力，睛痛昏花，手不得近，或目少精光，或目中热如火，服五六次可效。

蔓荆子一钱　陈皮去白，五钱　人参八钱　炙甘草　白芍药已上各一两　黄芪二两

上㕮咀，每服五钱，水二盏，煎至一盏，去渣，临卧稍热服。

如小便淋涩，加泽泻五分，一服去则止。如有大热证，每服加酒洗黄柏三分。如麻木不仁，虽有热不用黄柏，止加黄芪一两，通用三两也。如眼缩急，去芍药，忌酒醋面大料物、葱韭蒜辛物。如麻木甚者，加芍药一两，通用二两。

圆明内障升麻汤一名冲和养胃汤　治内障眼，得之脾胃元气衰弱，心火与三焦俱盛，饮食不节，形体劳役，心不得休息，故上为此疾。

干姜一钱　五味子二钱　白茯苓三钱　防风五钱　白芍药六钱　柴胡七钱　人参　炙甘草　当归身酒洗　白术　升麻　葛根已上各一两　黄芪　羌活已上各一两五钱

上㕮咀，每服五七钱，水三大盏，煎至二大盏，入黄芩、黄连各二钱，同煎数沸，去渣，煎至一盏，热服，食远。

黄芩黄连汤　黄芩酒洗，炒　黄连酒洗，炒　草龙胆酒洗四次，炒四次　生地黄酒洗，各一两

上㕮咀，每服二钱，水二盏，煎至一盏，去渣，热服。

蔓荆子汤　治劳役饮食不节，内障眼病，此方如神效。

蔓荆子二钱五分　黄柏酒拌炒四遍　白芍药已上各三钱　炙甘草八钱　黄芪　人参已上各一两

上㕮咀，每服三钱或五钱，水二盏，煎至一盏，去渣，临卧温服。

归葵汤一名连翘饮子　治目中溜火，恶日与火，隐涩难开，小角紧，视物昏花，迎风有泪。

柴胡二分　生甘草　蔓荆子　连翘　生地黄　当归身　红葵花　人参已上各三分　黄芪　酒黄芩　防风　羌活已上各五分　升麻一钱

上㕮咀，每服五钱，水二盏，煎至一盏，去渣，食后温服。

救苦汤　治眼暴发赤肿，睑高苦疼不任者。

桔梗　连翘　红花　细辛已上各一分　当归身夏月减半　炙甘草已上各五分　苍术　草龙胆已上各七分　羌活太阳　升麻阳明　柴胡少阳　防风　藁本　黄连已上各一钱　生地黄　黄柏　黄芩　知母已上各钱五分　川芎三钱

上㕮咀，每服一两，水二盏，煎至一盏，去渣，食后温服。

若苦疼，则多用苦寒者，兼治本经之药，再行加减。如睛昏，加知母、黄柏一倍。

熟干地黄丸　治血弱阴虚不能养心，致心火旺，阳火甚，瞳子散大。少阴为火，君主无为，不行其令，相火代之，兼心包络之脉出心系，分为三道[①]，少阳相火之体无形，其用在其中矣。火盛则令母实，乙木肝旺是也。心之脉挟于目系，肝连目系，况手足少阳之脉同出耳中，至耳上角，斜起于目外眦。风热之盛亦从此道而来，上攻头目，致偏头肿闷，瞳子散大，视物则花，此由血虚阴弱故也，法当养血、凉血、益血，收火之散大，除风之热则愈矣。

人参二钱　炙甘草　天门冬汤洗去心　地骨皮　五味子　枳壳炒　黄连已上各三钱　当归身酒洗焙干　黄芩已上各五钱　生地黄酒洗，七钱五分　柴胡八钱　熟干地黄一两

上件同为细末，炼蜜为丸，如梧桐子大，每服一百丸，茶汤送下，食后，日进二服。

『注释』

①心包络之脉出心系，分为三道：《灵枢·经脉》："心主手厥阴心包络之脉，起于胸中，出属心包络，下膈，历络三焦。其支者，循胸出胁，下腋三寸，上抵腋，下循臑内，行太阴、少阴之间，入肘中，下臂行两筋之间，入掌中，循中指出其端。其支者，别掌中，循小指次指出其端。"

『原文』

益阴肾气丸　此壮水之主以镇阳光。

泽泻　茯苓已上各二钱五分　生地黄酒洗，干　牡丹皮　山茱萸　当归梢酒洗

五味子　干山药　柴胡已上各五钱　熟地黄二两

上为细末，炼蜜为丸，如梧桐子大，朱砂为衣，每服五十丸，淡盐汤下，空心。

羌活退翳丸　治内障，右眼小眦青白翳，大眦微显白翳，脑痛，瞳子散大，上热恶热，大便秘涩，小便如常。遇天气暄热，头痛睛胀，可服此药。翳在大眦，加葛根、升麻；翳在小眦，加柴胡、羌活是也。

黑附子炮　寒水石已上各一钱　酒防己二钱　知母酒炒　牡丹皮　羌活　川芎已上各三钱　酒黄柏　生地黄酒洗，炒　丹参　茺蔚子　酒当归身　柴胡已上各五钱　熟地黄八钱　芍药一两三钱

上为细末，炼蜜为丸，如梧桐子大，每服五七十丸，白汤下，空心宿食未消，待饥则服之，药后省语言，以食压之。

当归龙胆汤　治眼中白翳。

防风　石膏已上各一钱五分　柴胡　羌活　五味子　升麻已上各二钱　甘草　酒黄连　黄芪已上各三钱　酒黄芩炒　酒黄柏炒　当归身酒洗　草龙胆酒洗　芍药已上各五钱

上㕮咀，每服五钱，水二盏，煎至一盏，去渣，入酒少许，临卧热服，忌言语。

补阳汤　治阳不胜其阴，乃阴盛阳虚，则九窍不通，令青白翳见于大眦，及足太阳、少阴经中郁遏，足厥阴肝经气不得上通于目，故青白翳内阻也。当于太阳、少阴经中九原[①]之下，以益肝中阳气，冲天上行，此乃先补其阳，后于足太阳、太阴标中标者头也，泻足厥阴肝经火，下伏于阳中，乃次治也。《内经》云：阴盛阳虚，则当先补其阳，后泻其阴。此治法是也。每日清晨以腹中无宿食，服补阳汤，临卧服泻阴丸。若天色变，经大寒大风并劳役，预日饮食不调，精神不足，或气弱，俱不可服。待体气和平，天气如常服之。先补其阳，使阳气上升，通于肝经之末，利空窍于目矣。

肉桂一钱，去皮　知母炒　当归身酒洗　生地黄酒炒　白茯苓　泽泻　陈皮已上各三钱　白芍药　防风已上各五钱　黄芪　人参　白术　羌活　独活　熟地黄　甘草已上各一两　柴胡二两

上㕮咀，每服五钱，水二盏，煎至一大盏，去渣，空心服之。

『注释』

①九原：据传为春秋战国时期晋国大夫的葬地，属山西境内。后又称九泉，

为鬼魂居所。九为阳数之极，极言其幽深，故九泉又指很深的地下。本文当指太阳、少阴经中最深处。

『原文』

泻阴火丸一名连柏益阴丸

石决明三钱，炒存性　羌活　独活　甘草　当归梢　五味子　防风已上各五钱　草决明　细黄芩　黄连酒炒　黄柏　知母已上各一两

上为细末，炼蜜为丸，如绿豆大，每服五十丸至一百丸，茶清下。常多服补阳汤，少服此药，多则妨饮食。

升阳柴胡汤

肉桂五分　柴胡去苗，一钱五分　知母酒炒，如大暑加作五钱　防风　白茯苓　泽泻　陈皮已上各一钱　生地黄酒炒　楮实酒炒微润　黄芪　人参　白术已上各五钱　甘草梢　当归身　羌活　熟地黄　独活　白芍药已上各一两

上锉，每服五钱，水二盏，煎至一盏，去渣，稍热，食远服。

别合一料，炼蜜为丸，如梧桐子大，每服五十丸，茶清下，每日与前药各一服，食远，不可饱服。

如天气热，加五味子三钱，天门冬去心，芍药、楮实已上各五钱。

温卫汤　治鼻不闻香臭，目中流火，气寒血热，冷泪多，脐下冷，阴汗，足痿弱。

陈皮　青皮　黄连　木香已上各三分　人参　甘草炙　白芷　防风　黄柏　泽泻已上各五分　黄芪　苍术　升麻　知母　柴胡　羌活已上各一钱　当归身一钱五分

上都作一服，水二盏，煎至一盏，去渣，食远服之。

圆明膏　治劳心过度，饮食失节，乃生内障，及瞳子散大，此方收睛圆明。

诃子皮湿纸裹煨　甘草已上各二钱　当归身三钱　柴胡　生地黄　麻黄去节，捣开　黄连已上各五钱

上七味，先以水二碗，煎麻黄至一碗，掠去沫，外六味各㕮咀如豆大，筛去末，入在内同熬，滴水中不散为度。入熟蜜少许再熬，勤点眼。

嗃药麻黄散　治内外障眼。

麻黄一两　当归身一钱

上二味同为粗末，炒黑色，入麝香、乳香少许，共为细末，含水鼻内嗃之。

疗本滋肾丸

黄柏酒炒　知母酒炒，已上各等分

上为细末，滴水为丸，如梧桐子大，每服一百丸至一百五十丸，空心盐白汤下。

加味滋肾丸 肉桂三分 黄连一钱 姜黄一钱五分 苦参三钱 苦葶苈酒洗，炒 石膏觉肚冷勿用 黄柏酒炒 知母酒炒，已上各五钱

上为极细末，打薄面糊为丸，如梧桐子大，每服一百丸，空心服，白汤下，食压之。

退翳膏 治黑白翳。

蕤仁 升麻已上各三分 连翘 防风 青皮已上各四分 甘草 柴胡已上各五分 当归身六分 荆芥穗一钱，水半盏别浸 生地黄一钱五分 黄连三钱

上用水一碗，入前药煎至半碗，去渣，更上火煎至半盏，入荆芥水两匙，入蜜少许，再上火熬匀点之。

龙胆饮子 治疳眼流脓，生疳翳，湿热为病。

谷精草 川郁金 蛇退皮 炙甘草已上各五分 麻黄一钱五分 升麻二钱 青蛤粉 草龙胆 黄芩炒 羌活已上各三钱

上为细末，每服二钱，食后温茶清调服之。

柴胡聪耳汤 治耳中干结，耳鸣耳聋。

连翘四钱 柴胡三钱 炙甘草 当归身 人参已上各一钱 水蛭五分，炒，别研 麝香少许，另研 虻虫三个，去翅足，炒另研

上除三味别研外，生姜三片，水二大盏，煎至一盏，去渣，再下三味，上火煎一二沸，稍热服，食远。

羌活退翳汤 治太阳寒水翳膜遮睛，不能视物。

羌活一两五钱 防风一两 荆芥穗煎成药加之 薄荷叶 藁本已上各七钱 酒知母五钱 黄柏四钱 川芎 当归身三钱 酒生地黄一钱 小椒五分 细辛少许 麻黄二钱，用根

上㕮咀，每服三钱，水二大盏，煎至一盏半，入荆芥穗，再煎至一盏，去渣，稍热服，食远。忌酒醋湿面等物。

远睛紫金丹 治目眶岁久赤烂，俗呼为赤瞎是也。当以三棱针刺目眶外，以泻湿热。如眼生倒睫拳毛，两目紧，盖内伏火热而攻阴气，法当去其热内火邪，眼皮缓则毛立出，翳膜亦退。用手法攀出内睑向外，以针刺之出血。

白沙蜜二十两 甘石十两，烧七遍，碎，连水浸拌 黄丹六两，水飞 楝连三两，小便浸碎为末 南乳香 当归已上各三钱 乌鱼骨二钱 硇砂小盏内放于瓶口上熏干 麝香已上各一钱 白丁香直者五分 轻粉一字

上将白沙蜜于沙石器内，慢火去沫，下甘石，次下丹，以柳枝搅，次下余药，

以粘手为度，作丸如鸡头大，每用一丸，温水化开洗。

丽泽通气汤　治鼻不闻香臭。

黄芪四钱　苍术　羌活　独活　防风　升麻　葛根已上各三钱　炙甘草二钱　麻黄不去节，冬月加　川椒　白芷已上各一钱

上㕮咀，每服五钱，生姜三片，枣二枚，葱白三寸，同煎至一盏，去渣，温服，食远。忌一切冷物及风寒凉处坐卧行立。

温肺汤　治鼻不闻香臭，眼多眵泪。

丁香二分　防风　炙甘草　葛根　羌活已上各一钱　升麻　黄芪已上各二钱　麻黄不去节，四钱

上为粗末，水二盏，葱白三根，煎至一盏，去渣，食后服。

御寒汤　治寒气风邪伤于皮毛，令鼻壅塞，咳嗽上喘之证。

黄连　黄柏　羌活已上各二分　炙甘草　佛耳草　款冬花　白芷　防风已上各三分　升麻　人参　陈皮已上各五分　苍术七分　黄芪一钱

上㕮咀，都作一服，水二盏，煎至一盏，去渣，食后热服。

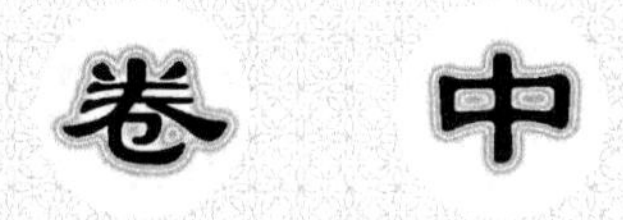
卷 中

头痛门

头痛论

『原文』

《金匮真言论》云：东风生于春，病在肝，俞在颈项[①]。故春气者病在头。又诸阳会于头面，如足太阳膀胱之脉起于目内眦，上额交颠，上入络脑，还出别下项，病冲头痛。又足少阳胆之脉起于目锐眦，上抵头角，病则头角额痛[②]。夫风从上受之，风寒伤上，邪从外入，客于经络，令人振寒头痛，身重恶寒，治在风池、风府。调其阴阳，不足则补，有余则泻，汗之则愈，此伤寒头痛也。头痛耳鸣，九窍不利者，肠胃之所生，乃气虚头痛也。心烦头痛者，病在膈中，过在手巨阳[③]、少阴，乃湿热头痛也。如气上不下，头痛癫疾者，下虚上实也，过在足少阴、巨阳，甚则入肾，寒湿头痛也。如头半边痛者，先取手少阳、阳明，后取足少阳、阳明，此偏头痛也。有真头痛[④]者，甚则脑尽痛，手足寒至节，死不治。有厥逆头痛者，所犯大寒，内至骨髓。髓者，以脑为主，脑逆故令头痛，齿亦痛。

『注释』

①东风生于春，病在肝，俞在颈项：《类经》卷十五注："东风生于春，木气也，故病在肝，春气发荣于上，故俞应于颈项。"后文"故春气者病在头"义当同此。

②头角额痛：《灵枢·经脉》原文作"头痛额痛"。

③巨阳：太阳。

④真头痛：头痛危症。症见剧烈头痛，连脑户尽痛，手足逆冷至肘膝关节。《灵枢·厥病》："真头痛，头痛甚，脑心痛，手足寒至节。"

『按语』

本节引《内经》文，从手足十二经的角度，阐述了诸头痛的病机。"春气者病在头”，本病当与风木之气相关，并指出了治疗原则。不同部位的头痛，根据所属经脉的不同，病机有别，治法各异。本节主要从刺法的方面讨论了诸头痛的治法。

『原文』

凡头痛皆以风药治之者，总其大体而言之也。高巅之上，惟风可到，故味之薄者，阴中之阳，乃自地升天者①也。然亦有三阴三阳之异。故太阳头痛，恶风，脉浮紧，川芎、羌活、独活、麻黄之类为主。少阳经头痛，脉弦细，往来寒热，柴胡为主。阳明头痛，自汗，发热恶寒，脉浮缓长实者，升麻、葛根、石膏、白芷为主。太阴头痛必有痰，体重或腹痛，为痰癖，其脉沉缓，苍术、半夏、南星为主。少阴经头痛，三阴三阳经不流行而足寒气逆，为寒厥，其脉沉细，麻黄、附子、细辛为主。厥阴头项痛，或吐痰沫，厥冷，其脉浮缓，吴茱萸汤主之。血虚头痛，当归、川芎为主。气虚头痛，人参、黄芪为主。气血俱虚头痛，调中益气汤少加川芎、蔓荆子、细辛，其效如神。

半夏白术天麻汤，治痰厥头痛药也。青空膏，乃风湿热头痛药也。羌活附子汤，治厥阴头痛药也。如湿气在头者，以苦吐之，不可执方而治。先师尝病头痛，发时两颊青黄，晕眩，目不欲开，懒言，身体沉重，兀兀欲吐。洁古曰：此厥阴、太阴合病，名曰风痰，以《局方》玉壶丸②治之，更灸侠溪穴即愈。是知方者，体也；法者，用也。徒执体而不知用者弊，体用不失，可谓上工矣。

『注释』

①自地升天者：据张元素药类法象，味之薄者属少阳，为风升生类药，有上升之性、疏风之用。少阳春升之气自地升天，故有此语。下文川芎、羌活、独活、麻黄、柴胡、升麻、葛根等均属此类。

②玉壶丸：即化痰玉壶丸，出自《太平惠民和剂局方》卷四。药物组成：生天南星、生半夏、天麻、头白面。主治风痰吐逆，头痛目眩，胸膈烦满，饮食不下，咳嗽痰盛，呕吐涎沫。

『按语』

本节阐述了诸经头痛的用药及用方。总则当予风药治之，即风升生类药物。因上文所述“春气者病在头”，本病与风木之气相关，并根据所属经络及头痛的性质确定配伍。

『原文』

青空膏　治偏正头痛，年深不愈者。善疗风湿热气上壅损目，及脑痛不止。

川芎五钱　柴胡七钱　黄连炒　防风去芦　羌活已上各一两　炙甘草一两五钱　细挺子黄芩三两，去皮锉，一半酒制，一半炒

上为细末，每服二钱匕，于盏内入茶少许，汤调如膏，抹在口内，少用白汤送下，临卧。

如苦头痛，每服加细辛二分。

如太阴脉缓有痰，名曰痰厥头痛，减羌活、防风、川芎、甘草，加半夏一两五钱。

如偏正头痛，服之不愈，减羌活、防风、川芎一半，加柴胡一倍。

如发热恶热而渴，此阳明头痛，只与白虎汤加好吴白芷。

彻清膏

蔓荆子　细辛已上各一分　薄荷叶　川芎已上各三分　生甘草　熟甘草已上各五分　藁本一钱

上为细末，每服二钱，食后茶清调下。

川芎散　治头目不清利。

川芎三分　柴胡七分　羌活　防风　藁本　生甘草　升麻已上各一钱　熟甘草　酒生地黄已上各二钱　酒黄连炒　酒黄芩已上各四钱五分

上为细末，每服一钱或二三钱，食后茶清调下，忌酒湿面。

白芷散一名郁金散　治头痛。

郁金一钱　香白芷　石膏已上各二钱　薄荷叶　芒硝已上各三钱

上为极细末，口含水鼻内嗃之。

碧云散　治头痛。

细辛　郁金　芒硝已上各一钱　蔓荆子　川芎已上各一钱二分　石膏一钱三分　青黛一钱五分　薄荷叶二钱　红豆一个

上为极细末，口噙水，鼻内嗃之。

羌活清空膏

蔓荆子一钱　黄连三钱　羌活　防风　甘草已上各四钱　黄芩一两

上为细末，每服一钱，茶清调下，食后临卧。

清上泻火汤　昔有人年少时气弱，常于气海、三里灸之，节次约五七十壮，

至年老添热厥头痛，虽冬天大寒，犹喜寒风，其头痛则愈，微来暖处，或见烟火，其痛复作，五七年不愈，皆灸之过也。

荆芥穗 川芎已上各二分 蔓荆子 当归身 苍术已上各三分 酒黄连 生地黄 藁本 甘草已上各五分 升麻 防风已上各七分 酒黄柏 炙甘草 黄芪已上各一钱 酒黄芩 酒知母已上各一钱五分 羌活三钱 柴胡五钱 细辛少许 红花少许

上锉如麻豆大，分作二服，每服水二盏，煎至一盏，去渣，稍热服，食后。

补气汤 服前药之后服此药。

柴胡二分 升麻三分 黄芪八分 当归身二钱 炙甘草四钱 红花少许

上㕮咀，作二服，水二盏，煎至一盏，去渣，稍热服，食后。

细辛散 治偏正头痛。

细辛 瓦粉已上各二分 生黄芩 芍药已上各五分 酒黄连 川芎已上各七分 炒黄芩 酒黄芩已上各一钱 炙甘草一钱五分 柴胡二钱

上为粗末，每服三钱，水一大盏半，煎至一盏，取清，食后服之。

羌活汤 治风热壅盛上攻，头目昏眩。

炙甘草七分 泽泻三钱 酒洗栝蒌根 白茯苓 酒黄柏已上各五钱 柴胡七钱 防风 细黄芩酒洗 酒黄连 羌活已上各一两

上为粗末，每服五钱重，水二大盏，煎至一盏，取清，食后临卧，通口热服之。

养神汤 治精神短，不得睡，项筋肿急难伸，禁甘温，宜苦味。

木香 橘皮 柴胡已上各一分 酒黄芩二分 人参 黄柏 白术 川芎已上各三分 升麻四分 苍术 麦蘖面 当归身 黄连已上各五分 甘草 半夏已上各七分 黄芪一钱

上㕮咀，每服五钱，水二大盏，煎至一盏，去渣，稍热服，不拘时候。

安神汤 治头痛，头旋眼黑。

生甘草 炙甘草已上各二钱 防风二钱五分 柴胡 升麻 酒生地黄 酒知母已上各五钱 酒黄柏 羌活已上各一两 黄芪二两

上为粗末，每服五钱，水二大盏半，煎至一盏半，加蔓荆子五分，川芎三分，再煎至一盏，去渣，临卧热服。

半夏白术天麻汤 范天騋之内有脾胃证，时显烦躁，胸中不利，大便不通，而又为寒气怫郁[①]，闷乱大作，火不伸故也。疑其有热[②]，服疏风丸，大便行，其病不减。恐其药少，再服七八十丸，大便复见两行，前证不瘳，增以吐逆，食不能停，痰唾稠粘，涌出不止，眼黑头旋，恶心烦闷，气短促上喘，无力以言，心神颠倒，目不敢开，如在风云中，头苦痛如裂，身重如山，四肢厥冷，不得安卧。

余料前证是胃气已损，复下两次则重虚其胃，而痰厥头痛作矣，与此药而治之。

黄柏二分，酒洗　干姜三分　泽泻　白茯苓　天麻　黄芪　人参　苍术已上各五分　炒神曲　白术已上各一钱　麦糵面　半夏汤洗[③]　橘皮已上各一钱五分

上㕮咀，每服五钱，水二大盏，煎至一盏，去渣，热服，食前一服而愈。

此头痛苦甚，谓之足太阴痰厥头痛，非半夏不能疗。眼黑头旋，风虚内作，非天麻不能除[④]。黄芪甘温，泻火补元气，实表虚，止自汗。人参甘温，泻火补中益气。二术俱苦甘温，除湿补中益气。泽泻、茯苓利小便导湿。橘皮苦温，益气调中升阳。神曲消食，荡胃中滞气。大麦面宽中助胃气。干姜辛热，以涤中寒。黄柏大苦寒，酒洗，以疗冬天少火在泉[⑤]发躁也。

『注释』

①而又为寒气怫郁：怫郁，郁结。《脾胃论·半夏白术天麻汤》，本句前尚有“初冬出外而晚归”文。

②疑其有热：《脾胃论·半夏白术天麻汤》作“医疑有热”。

③汤洗：《脾胃论·半夏白术天麻汤》作“汤洗七次”。

④非天麻不能除：《脾胃论·半夏白术天麻汤》本句后尚有“其苗为定风草，独不为风所动也”之句。

⑤少火在泉：从上下文看，此少火当为少阳相火。本案发于初冬之时，案中未记年份。从黄柏的使用推断，黄柏泻肾火，其在泉之气可能是少阳相火。

『按语』

本案为素有脾胃不足内伤发热证，而复感外寒，医者误下，重虚胃气，致痰厥头痛。东垣先生以补脾胃之法加祛风痰药治之。本证虽为冬寒，但有内热。此内热不独为脾胃中焦之虚而发，从黄柏苦寒之剂的使用看，当有下焦相火妄动。运气学说中，用药当参考当年的司天、在泉之气。如本案为初冬所发，时值终之气，主气为太阳寒水，本不当用苦寒之剂。但如在泉之气为少阳相火，则此时之邪气当为寒与火并存，故东垣先生以黄柏泻肾火，祛其在泉之火气。以酒制，制其苦寒太过之性，以防伤阳。

口齿咽喉门

口 齿 论

『原文』

论曰：夫齿者肾之标，口者脾之窍，诸经多有会于口者，其牙齿是手足阳明之所过。上龈隶于坤土，乃足阳明胃之脉所贯络也，止而不动。下龈嚼物，动而不休，手阳明大肠之脉所贯络也。手阳明恶寒饮而喜热，足阳明喜寒饮而恶热，其病不一。牙者肾之标，亦喜寒①，寒者坚牢，为病不同。热甚则齿动，龈断袒脱，作痛不已，故所治疗不同也。有恶热而作痛者，有恶寒而作痛者，有恶寒恶热而作痛者，有恶寒饮少热饮多而作痛者，有恶热饮少寒饮多而作痛者。有牙齿动摇而作痛者，有齿龈肿起为痛者。有脾胃中有风邪，但觉风而作痛者。又有牙上多为虫所蚀，其齿缺少而色变，为虫牙痛者。有胃中气少，不能于寒袒露其齿作痛者。有牙齿疼痛，而秽臭之气不可近者。痛既不一，岂可一药而尽之哉。

『注释』

①牙者肾之标，亦喜寒：《素问·六节藏象论》："肾者，主蛰，封藏之本……通于冬气。"冬之气为寒，肾之本气亦为寒。齿属肾，故东垣先生有此语。

『按语』

本节总论了齿痛的病因病机。牙齿隶属阳明，上龈属足阳明，下龈属手阳明。二者所属经脉不同，所喜亦各异。齿痛诸症表现种种不同，治疗亦应随症而治，不可一概而论。

『原文』

羌活散　治客寒犯脑，风寒湿脑痛，项筋急，牙齿动摇，肉龈袒脱疼痛。

藁本　香白芷　桂枝已上各三分　苍术　升麻已上各五分　当归身六分　草豆蔻仁一钱　羌活一钱五分　羊胫骨灰二钱　麻黄去根节　防风已上各三钱　柴胡五钱　细辛少许

上为细末，先用温水漱口净，擦之，其痛立止也。

草豆蔻散　治寒多热少，牙齿疼痛。

细辛叶　防风已上各二分　羊胫骨灰　熟地黄已上各五分　当归六分　草豆蔻仁　黄连已上各一钱三分　升麻二钱五分

上为细末，同前牙痛处擦之。

麻黄散　治冬寒时分，寒湿脑痛，项筋急，牙齿动摇疼痛。

防风　藁本已上各三分　羊胫骨灰　当归身　熟地黄已上各六分　草豆蔻仁　升麻　黄连已上各一钱　羌活一钱五分　麻黄不去节　草龙胆酒洗　生地黄已上各二钱　细辛少许

上为细末，依前药法擦之。

热牙散一名麝香散　治大热，牙齿瘴露，根肉龈脱血出，齿动欲落，疼痛妨食，忤凉少，忤热多。

熟地黄二分　益智仁二分半　当归身　生地黄　麻黄根　酒汉防己　人参已上各三分　升麻一钱　草豆蔻　黄连已上各一钱五分　羊胫骨灰二钱　麝香少许

上为细末，如前药擦之。

治虫散一名白芷散　治大寒犯脑，牙齿疼痛，及虫痛，胃经湿热肿痛。

桂枝一分　熟地黄二分　藁本　白芷已上各三分　当归身　益智仁　黄连已上各四分　羌活五分　吴茱萸八分　草豆蔻　黄芪　升麻已上各一钱　羊胫骨灰二钱　麻黄不去节，三钱五分

上为细末，同前擦之。

益智木律散　治寒热牙痛。

木律[1]二分　当归　黄连已上各四分　羊胫骨灰　益智皮　熟地黄已上各五分　草豆蔻皮一钱二分　升麻一钱五分

上为细末，用度如前擦之。

如寒牙痛不用木律。

『注释』

①木律：胡桐泪，即胡桐树脂。泪与“律”音相似，故讹为律。咸苦，大寒，无毒，主风热牙齿痛。

『原文』

蝎梢散 治大寒风犯脑牙痛。

白芷 当归身 柴胡已上各二分 桂枝 升麻 防风 藁本 黄芪已上各三分 羌活五分 草豆蔻皮一钱 麻黄去节，一钱五分 羊胫骨灰二钱五分 蝎梢少许

上为细末，如前法用之。

白牙散

白芷七分 升麻一钱 石膏一钱五分 羊胫骨灰二钱 麝香少许

上为细末，先用温水漱口，擦之妙。

刷牙药

麝香一分 生地黄 酒防己 熟地黄已上各二分 当归身 人参已上各三分 草豆蔻皮五分 升麻一钱 羊胫骨灰 黄连已上各二钱 白豆蔻 草豆蔻已上各三钱 没石子三个 五倍子一个

上为细末，如前法擦之妙。

独圣散 治一切牙痛风疳。

北地蒺藜不以多少，阴干

上为细末，每用刷牙。以热浆水漱牙外，粗末熬浆水刷牙，大有神效，不可具述。

当归龙胆散 治寒热停牙痛。

香白芷 当归梢 羊胫骨灰 生地黄已上各五分 麻黄 草豆蔻皮 草龙胆 升麻 黄连已上各一钱

上为细末，如前法擦之，神效。

牢牙地黄散 治脑寒痛及牙痛。

藁本二分 生地黄 熟地黄 羌活 防己 人参已上各三分 当归身 益智仁已上各四分 香白芷 黄芪已上各五分 羊胫骨灰 吴茱萸 黄连 麻黄已上各一钱 草豆蔻皮一钱二分 升麻一钱五分

上为细末，如前法擦之。

细辛散 治寒邪风邪犯脑，牙齿痛。

柴胡 防风 升麻 白芷已上各二分 桂枝二分半 麻黄去节 藁本 苍术已上各三分 当归身四分 草豆蔻五分 羊胫骨灰 羌活已上各钱五分 细辛少许

上为细末，先漱后擦之佳。

立效散 治牙齿痛不可忍，及头脑项背痛，微恶寒饮，大恶热饮，其脉上中下三部阳虚阴盛，是五脏内盛，六腑阳道微，脉微小，小便滑数。

细辛二分　炙甘草三分　升麻七分　防风一钱　草龙胆酒洗，四钱

上㕮咀，都作一服，水一盏，煎至七分，去渣，以匙抄在口中，㵾[1]痛处，待少时则止。

如多恶热饮，更加草龙胆一钱。此法不定，随寒热多少临时加减。若更恶风作痛，加草豆蔻、黄连已上各五分，勿加草龙胆。

牢牙散　治牙龈肉绽有根，牙疳肿痛，牙动摇欲落，牙齿不长，牙黄口臭。

羌活一两　草龙胆酒洗，一两五钱　羊胫骨灰二两　升麻四两

上为细末，以纱罗子罗骨灰，作微尘末，和匀，卧时贴在牙龈上。

清胃散　治因服补胃热药，致使上下牙痛疼不可忍，牵引头脑，满面发热大痛，足阳明之别络入脑，喜寒恶热，乃是手阳明经中热盛而作也，其齿喜冷恶热。

当归身　择细黄连如连不好，更加二分，夏月倍之　生地黄酒制，已上各三分　牡丹皮五分　升麻一钱

上为细末，都作一服，水一盏半，煎至一盏，去渣，带冷服之。

神功丸　治多食肉人口臭不可近，牙齿疳蚀，牙龈肉将脱，牙齿落血不止。

兰香叶如无，藿香代之　当归身　藿香用叶　木香已上各一钱　升麻二钱　生地黄酒洗　生甘草已上各三钱　黄连去须，择净，酒洗秤　缩砂仁已上各五钱

上同为细末，汤浸蒸饼为丸，如绿豆大，每服一百丸，或加至二百丸止，白汤下，食远服。

兼治血痢及血崩，及血下不止，血下褐色或紫色、黑色，及肠澼下血。空心服，米汤下。其脉洪大而缓者，及治麻木，厥气上冲，逆气上行，妄闻妄见者。

桔梗汤　治咽肿微觉痛，声破。

当归身　马勃已上各一分　白僵蚕　黄芩已上各三分　麻黄五分，不去节　桔梗　甘草已上各一钱　桂枝少许

上为粗末，作一服，水二大盏，煎至一盏，去渣，稍热服之，食后。

又方　治口疮久不愈者。

黄柏不计多少，真者，蜜涂其上，炙黄色

上为细末，干糁疮上，临卧，忌醋酱盐。

神验法　治口疮无问久新。

夜间将二丸[2]以勒紧，左右交手揉三五十次，但遇睡觉行之，如此三五度。因湿而生者一夜愈，久病诸般口疮三二夜愈。如鼻流清涕者，勒紧二丸揉之，数夜可愈。

《内经》云：膀胱移热于小肠，鬲肠不便[3]，上为口糜。易老五苓散与导赤散

合而饮之。

『注释』

①煠（yè 叶）：加热。
②丸：睾丸。
③鬲肠不便：热邪闭塞肠道，大便不通。

『按语』

口疮，又名口疡、口疳，系指口舌表面溃烂的一种病证。《内经》除东垣先生所引外，另如《素问 · 气交变大论》："岁金不及，炎火乃行……民病口疮。"《素问 · 至真要大论》："火气内发，上为口糜。"《诸病源候论 · 口疮候》："小儿口疮，由血气盛，兼将养过温，心有客热熏上焦，令口生疮也。"指出心经热盛，发生口疮。本病的病因病机多为心脾积热，外感邪热，或阴虚阳亢，或虚阳浮越等，致邪热上蒸，或虚火上浮。

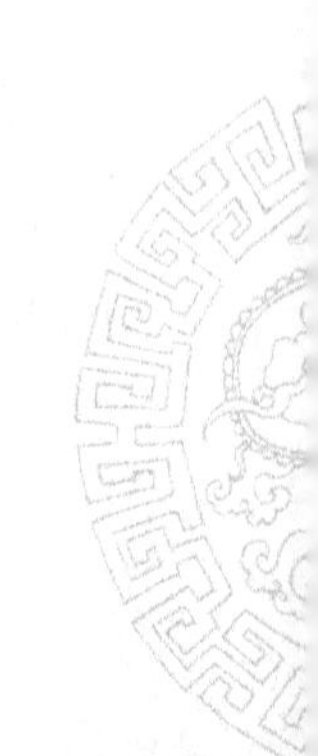

呕吐门

『按语』

本门无论。《东垣试效方·呕吐哕门》有呕吐哕论，认为此三证均与脾胃相关："夫呕、吐、哕者，俱属于胃。""呕者，阳明也，阳明多血多气，故有声有物，血气俱病也。"以生姜为主治之。"吐者，太阳也，太阳多血少气，故有物无声，为血病也。"橘皮主之。"哕者，少阳，少阳多气少血，故有声无物，乃气病也。"制半夏主之。三者皆因脾胃虚弱，或寒气客胃，饮食所伤而致。若内伤有此证，则当查其虚实，随证用药。

『原文』

丁香茱萸汤　治呕吐哕，胃虚寒所致。

黄柏三分　炙甘草　丁香　柴胡　橘皮已上各五分　升麻七分　吴茱萸　苍术　人参已上各一钱　当归身一钱五分　草豆蔻仁　黄芪已上各二钱

上为粗末，每服五钱，水二大盏，煎至一盏，去渣，稍热服，食前。

白术汤一名茯苓半夏汤　治胃气虚弱，身重有痰，恶心欲吐，是风邪羁绊于脾胃之间，当先实其脾胃。

炒神曲二钱　陈皮　天麻已上各三钱　白术　白茯苓　麦蘖面炒黄色　半夏已上各五钱

上㕮咀，每服五钱，水二盏，入生姜五片，同煎至一盏，去渣，稍热服之。

补肝汤一名柴胡半夏汤　治素有风证，不敢见风，眼涩，头痛眼黑，胸中有痰，恶心，兀兀欲吐，遇风但觉皮肉紧，手足难举重物，如居暖室，少出微汗，其证乃减，再或遇风，病即复。

柴胡　升麻　藁本已上各五分　白茯苓七分　炒神曲　苍术已上各一钱　半夏二钱　生姜十片

上为粗末，都作一服，水二大盏，煎至一大盏，去渣，稍热服。

吴茱萸丸一名木香利膈丸　治寒在膈上，噎塞，咽膈不通。

木香　青皮已上各二分　白僵蚕　姜黄　泽泻　柴胡已上各四分　当归身　炙甘草已上各六分　益智仁　人参　橘皮　升麻　黄芪已上各八分　半夏一钱　草豆蔻仁　吴茱萸已上各钱二分　麦蘖面一钱五分

上为细末，汤浸蒸饼为丸，如绿豆大，每服二三十丸，温水送下，勿多饮汤，恐速下，细嚼亦得。

衄血吐血门

『按语』

本门无论。《东垣试效方·衄吐呕唾血门》有衄吐呕唾血论。血证症见多端，与诸脏腑皆相关，其治也各异。血上行者，大抵“皆气逆也”。伤寒血本不可汗，但若脉浮紧、浮缓者，可予麻、桂汗之。杂病见血多责之于热，根据所属脏腑，分别予清热泻火、滋阴养血之剂。若血上行为逆，其治难；血下行为顺，其治易。鼻衄、吐血脉宜沉细，身凉脉静为正气来复。若忽见浮大，即为危急之候。

『原文』

麦门冬饮子　治吐血久不愈，以三棱针于气街出血，立愈。

黄芪一钱　麦门冬　当归身　生地黄　人参已上各五分　五味子十个

上为粗末，都作一服，水二盏，煎至一盏，去渣，热服，不拘时。

人参饮子　治脾胃虚弱，气促气弱，精神短少，衄血吐血。

麦门冬二分　人参去芦　当归身已上各三分　黄芪　白芍药　甘草已上各一钱　五味子五个

上为粗末，都作一服，用水二盏，煎至一盏，去渣，稍热服。

一贫者有前证，以前药投之愈[①]，继而至冬天居旷室中，卧大热炕而吐血数次，再来求治。料此病久虚弱，附脐有形[②]，而有火热在内，上气不足，阳气外虚，当补表之阳气，泻其里之虚热，是其法也。冬天居旷室，衣盖单薄，是重虚其阳，表有大寒，壅遏里热，火邪不得舒伸，故血出于口。忆仲景《伤寒论》中一证[③]，太阳伤寒，当以麻黄汤发汗，而不与之，遂成衄，却与麻黄汤立愈。此法相同，予遂用之。

『注释』

①以前药投之愈：《脾胃论》中本案作：“七月中病脾胃虚弱，气促憔悴，因

与人参芍药汤。”

②附脐有形：当脐有动气，按之牢若痛。

③《伤寒论》中一证：《伤寒论》太阳篇四十六、五十五条证。伤寒太阳病，不发汗，因致衄，或八九日不解，其人发烦目瞑，剧者致衄，以麻黄汤汗之而愈。

『按语』

血证在诸病证中较为难治，临证时颇多禁忌。古有淋家、渴家、亡血家不可发汗之说，此三者均属津液不足，不可再伤津液。血证本不当汗，但本案究其因为冬日伤寒所致，故东垣先生不拘常理，以麻黄汤发汗而愈。明代赵献可《医贯》中亦有论伤寒血证，以麻黄桂枝汤治愈，可互参。

『原文』

三黄补血汤　治六脉俱大，按之空虚，心面赤，善惊，上热，乃手少阴心脉也，此气盛多而亡血。以甘寒镇坠之剂大泻其气，以坠气浮，以甘辛温微苦峻补其血。

牡丹皮　黄芪　升麻已上各一钱　当归　柴胡已上各一钱五分　熟地黄　川芎已上各二钱　生地黄三钱　白芍药五钱

上㕮咀，如麻豆大，每服五钱，水二大盏，煎至一大盏，去渣，稍热服，食前。

如两寸脉芤，血在上焦，或衄血，或呕血，与犀角地黄汤则愈。

救脉汤一名人参救肺散　治吐血。

甘草　苏木　陈皮已上各五分　升麻　柴胡　苍术已上各一钱　当归梢　熟地黄　白芍药　黄芪　人参已上各二钱

上为粗末，都作一服，水二大盏，煎至一盏，去渣，稍温，食前服。

麻黄桂枝汤

人参益上焦元气不足，而实其表也　麦门冬保肺气，已上各三分　桂枝以补表虚　当归身和血养血，已上各五分　麻黄去根节　甘草补其脾胃之虚　黄芪实表益卫　白芍药已上各一钱　五味子五个，安其脉气

上以水三盏，先煮麻黄一味，令沸，去沫，至二盏，入余药，同煎至一盏，去渣热服，临卧，只一服而愈，更不再作。

黄芪芍药汤　治鼻衄血多，面黄，眼涩多眵，手麻木。

葛根　羌活已上各五钱　白芍药　升麻已上各一两　炙甘草二两　黄芪三两

上㕮咀，每服五钱，水二盏，煎至一盏，食后温服。

六脉弦细而涩，按之空虚，其色必白而夭不泽者，脱血也，此大寒证。以辛温补血益血，以甘温甘热滑润之剂以佐之则愈，此亡血亦伤精气。

止衄血法　治鼻血久不止，素有热而暴作者，诸药无验，神法。以大纸一张作八折或十折，于水内湿，置顶中，以热熨斗熨至一重或二重纸干，立止。

腰痛门

『按语』

本门无论，《东垣试效方·腰痛门》有腰痛论。腰背头项为足太阳膀胱经所过，本病为太阳经气虚，邪客经脉所致。外感六淫俱可客于经脉为病，"大抵寒湿多而风热少"。另有"房事劳伤，肾虚腰痛者，是阳气虚弱，不能运动故也"。肾虚者，查其阴阳，随证治之。本病尚可予刺法，足之三阳，从头走足，足之三阴，从足走腹，"当审其何经所过之分野，循其空穴而刺之"。

『原文』

川芎肉桂汤　丁未冬，曹通甫自河南来，有役人小翟，露宿寒湿之地，腰痛不能转侧，两胁搐急作痛，已经月余不愈矣。《腰痛论》[①]中说，皆为足太阳、足少阴血络中有凝血作痛，间有一二证属少阳胆经外络脉病，皆去血络之凝乃愈。其《内经》有云：冬三月禁不得用针，只宜服药，通其经络，破其血络中败血，以此药主之。

酒汉防己　防风已上各三分　炒神曲　独活已上各五分　川芎　柴胡　肉桂　当归梢　炙甘草　苍术已上各一钱　羌活一钱五分　桃仁五个，去皮尖，研如泥

上㕮咀，都作一服，好酒三大盏，煎至一大盏，去渣，稍热食远服。

『注释』

①《腰痛论》：应指《素问·刺腰痛》。本篇主要论及不同经脉腰痛的刺血法，但篇中虽论及某某经腰痛有恶血，但未见足太阳、足少阴络中凝血之论。

『按语』

本案为寒湿腰痛。从经脉循行路线可知，除与足太阳、足少阴相关外，足少阳胆经循胁里，既见两胁搐急作痛，又与足少阳相关。按《素问·刺腰痛》，足太

阳可刺委中，足少阴可刺复溜，足少阳可刺成骨（胫骨）之端，刺之出血即可。但冬不可刺，予散寒除湿、活血化瘀之剂。

『原文』

独活汤　治因劳役，腰痛如折，沉重如山。

炙甘草二钱　羌活　防风　独活　大黄煨　泽泻　肉桂已上各三钱　当归梢　连翘已上各五钱　酒汉防己　酒黄柏已上各一两　桃仁三十个

上㕮咀，每服五钱，酒半盏，水一大盏半，煎至一盏，去渣热服。

破血散疼汤　治乘马损伤，跌其脊骨，恶血流于胁下，其痛苦楚不能转侧，妨于饮食。

羌活　防风　中桂已上各一钱　苏木一钱五分　连翘　当归梢　柴胡已上各二钱　水蛭三钱，炒去烟尽，别研　麝香少许，别研

上件分作二服，每服酒二大盏，水一大盏，除水蛭、麝香另研如泥，煎余药作一大盏，去渣，上火令稍热，调二味，空心服之，两服立愈。

地龙散　治腰脊痛，或打扑损伤，从高坠下，恶血在太阳经中，令人腰脊痛，或胫腨臂股中痛不可忍，鼻塞不通。

当归梢一分　中桂　地龙已上各四分　麻黄五分　苏木六分　独活　黄柏　甘草已上各一钱　羌活二钱　桃仁六个

上㕮咀，每服五钱，水二盏，煎至一盏，去渣温服，食远。

苍术汤　治湿热腰腿疼痛。

防风风能胜湿　黄柏已上各一钱，始得之时，寒也，久不愈，寒化为热，除湿止痛　柴胡二钱，行经　苍术三钱，去湿止痛

上都作一服，水二大盏，煎至一盏，去渣，空心服。

麻黄复煎散　治阴室中汗出，懒语，四肢困倦无力，走注疼痛，乃下焦伏火而不得伸，浮而躁热，汗出，一身尽痛，盖风湿相搏也。以升阳发汗，渐渐发之，火郁及湿在经者，亦宜发汗。况正值季春之月，脉缓而迟，尤宜发汗，令风湿去而阳升，以此困倦乃退，气血俱得生旺也。

白术　人参　生地黄　柴胡　防风已上各五分　羌活　黄柏已上各一钱　麻黄去节，微捣不令作末，水五大盏，煎令沸，去沫，煎至二盏，入下项药再煎　黄芪已上各二钱　甘草三钱　杏仁三个去皮

上㕮咀，都作一服，入麻黄汤，煎至一盏，临卧服之，勿令食饱，取渐次有汗则效。

缓筋汤一名羌活汤　治两目如火肿痛，两足及伏兔筋骨痛，膝少力，身重腰痛，夜恶寒，痰嗽，颈项皆急痛，目外眵，目系[①]急，食不下。

熟地黄一分　生甘草　柴胡　红花　炙甘草　苏木　独活已上各二分　藁本　升麻　黄芩　草豆蔻仁　酒黄柏　生地黄　当归身　麻黄已上各三分　羌活三钱　苍术五分

上为粗末，都作一服，水二大盏，煎至一盏，去渣，食远服之。

拈痛汤　治湿热为病，肩背沉重，肢节疼痛，胸膈不利。

白术五分　人参去芦　苦参酒炒　升麻去芦　葛根　苍术已上各二钱　防风去芦　知母酒洗　泽泻　黄芩炒　猪苓　当归身已上各三钱　炙甘草　黄芩酒洗　茵陈酒炒　羌活已上各五钱

上㕮咀，每服一两，水二大盏，煎至一盏，去渣，食远服。

苍术复煎散　治寒湿相合，脑右痛，恶寒，项筋脊骨强，肩背胛眼痛，膝膑痛无力，行步沉重。

红花一分　黄柏三分　柴胡　藁本　泽泻　白术　升麻已上各五分　羌活一钱　苍术四两，水二碗，煎二盏，去渣，入药

上㕮咀，先煎苍术汤二大盏，复煎前项药至一大盏，稍热，空心服，取微汗为效，忌酒湿面。

羌活苍术汤　治脚膝无力沉重。

炙甘草　黄柏　草豆蔻　生甘草　葛根已上各五分　橘皮六分　柴胡七分半　升麻　独活　缩砂仁　苍术已上各一钱　防风一钱五分　黄芪二钱　知母二钱五分　羌活三钱

上㕮咀，分作二服，水二大盏，煎至一盏，去渣，空心服。

『注释』

①系：原作“丝”，据《东垣试效方》改。

妇 人 门

经闭不行有三论

『原文』

《阴阳别论》云：二阳之病发心脾[①]，有不得隐曲[②]，女子不月[③]。其传为风消[④]，为息贲[⑤]者，死不治。妇人脾胃久虚，或形羸气血俱衰，而致经水断绝不行，或病中消胃热，善食渐瘦，津液不生。夫经者，血脉津液所化，津液既绝，为热所烁，肌肉消瘦，时见渴躁，血海枯竭，病名曰血枯经绝。宜泻胃之燥热，补益气血，经自行矣。此证或经适行而有子，子不安，为胎病者有矣。

或心包脉洪数，躁作时见，大便秘涩，小便虽清不利，而经水闭绝不行，此乃血海干枯。宜调血脉，除包络中火邪，而经自行矣。《内经》所谓小肠移热于大肠，为瘕瘕，为沉[⑥]。脉涩不利，则月事沉滞而不利，故云为瘕瘕、为沉也。

或因劳心，心火上行，月事不来，安心和血泻火，经自行矣。故《内经》云：月事不来者，胞脉闭也。胞脉者，属心而络于胞中，今气上迫肺，心气不得下，故月事不来也[⑦]。

『注释』

①二阳之病发心脾：胃病多发于心脾。《类经》卷十三注："二阳，阳明也，为胃与大肠二经。然大肠、小肠皆属于胃，故此节所言则独重在胃耳。盖胃与心，母子也，人之情欲本以伤心，母伤则害及其子。胃与脾，表里也，人之劳倦本以伤脾，脏伤则连与腑。故凡内而伤精，外而伤形，皆能病及于胃。此二阳之病所以发心脾也。"

②不得隐曲：一指二便不通利，一指阳道病，即性功能障碍。王冰注："隐曲，隐蔽委曲之事也。夫肠胃发病，心脾受之，心受之则血不流，脾受之则味不化。血不流则女子不月，味不化则男子少精，是以隐蔽委曲之事不能为也。"

③女子不月：月经闭止。

④风消：病名，气消形瘦。马莳注："血枯气郁而热生，热极则生风，而肌肉自而消烁矣，故为之风消。"

⑤息贲（bēn 奔）：病名，气息喘急奔迫。《类经》卷十三注："胃病则肺失所养，故气息奔急。气竭于上，由精亏于下，败及五脏，故死不治。"马莳注："贲，奔同。喘息上奔，痰嗽无宁。此非肺积之息贲，乃喘息而贲。"

⑥小肠移热于大肠……为沉：出自《素问 · 气厥论》。原文为："小肠移热于大肠为虙瘕，为沉。"《类经》卷十五注："小肠之热下行，则移热于大肠，热结不散，则或气或血留聚于曲折之处，是为虙瘕。"虙，通"伏"。虙瘕，腹中积块沉伏在内。沉，沉痔。张志聪注："沉，痔也。小肠主火，大肠主金，火热淫金，则为肠痔。"此处东垣先生释为月事沉滞而不利，积滞不通之意。

⑦月事不来者……故月事不来也：出自《素问 · 评热病论》。《类经》卷十五注："胞即子宫，相火之所在也，心主血脉，君火之所居也。阳气上下交通，故胞脉属心，而络于胞中以通月事。今气上迫肺，则阴邪遏绝阳道，心气不得下行，故胞脉闭而月事断矣。"

『按语』

王肯堂《证治准绳》云："李东垣曰：经闭不行有三，补前人之阙。"一为中焦热结，二为下焦胞脉热结，三为上焦心肺热结，精要说明了本论的主旨。东垣先生认为闭经一症与心脾二脏相关。或为脾胃虚弱，气血不足；或为中焦胃热，津液不生，而致血枯经绝。当泻胃之燥热，补益气血。若包络火盛，小肠移热于大肠，下焦热结，致血海干枯者，当除其火邪。若心火上行，致心肺热结，又当安心和血泻火，使经自行。

经漏不止有二论

『原文』

《阴阳别论》云：阴虚阳搏谓之崩①。妇人脾胃虚损，致命门脉②沉细而数疾，或沉弦而洪大有力，寸关脉亦然，皆由脾胃有亏，下陷于肾，与相火相合，湿热下迫，经漏不止。其色紫黑，如夏月腐肉之臭。中有白带者，脉必弦细，寒作于中。中有赤带者，其脉洪数疾，热明矣，必腰痛或脐下痛。临经欲行，先见寒热往来，两胁急缩，兼脾胃证出见，或四肢困热，心烦不得眠卧，心下急，宜大补脾胃而升举血气，可一服而愈。

或人故贵脱势，人事疏少，或先富后贫，心气不足，其火大炽，旺于血脉之中，又致脾胃饮食失节，火乘其中。形质肌肉容颜似不病者，此心病也，不行于诊，故脾胃饮食不调，其证显矣。而经水不时而下，或适来适断，暴下不止，治当先说恶死之言劝谕，令拒死而心不动，以大补气血之药举养脾胃，微加镇坠心火之药治其心，补阴泻阳，经自止矣。《痿论》云：悲哀太甚则胞络绝③也。阳气内动，发则心下崩，数溲血也④。故《本病》⑤曰：大经空虚，发则肌痹⑥，传为脉痿⑦。此之谓也。

『注释』

①阴虚阳搏谓之崩：《类经》卷六注："阴虚者，沉取不足。阳搏者，浮取有余。阳实阴虚，故为内崩失血之症。"

②命门脉：尺脉。《脉诀》："右尺三焦、命门脉之所出，先以轻手得之，是三焦，属表；后以重手得之，是命门，属里也。"戴起宗《脉诀刊误》："右尺，命门、三焦脉所出。重按至筋骨，沉实而疾者，命门脉也，属脏。"后文有寸关脉，与寸关脉相对应，本处应指尺脉。

③胞络绝：胞络，一说为心胞络，一说为女子胞宫络脉，一说为冲脉。胞络绝，胞络阻绝不通。

④悲哀太甚……数溲血也：高士宗注："悲哀太甚，则心气内伤，故包络绝。包络，心包之络也。包络绝则血外溢，而阳热之气内动。其发病也则心气下崩，下崩则数溲血也。"崩，败坏。溲血，尿血。与本论经漏不同。东垣先生借用其理，说明情志对本病的影响。

⑤《本病》：王冰注："古经论篇名也。"刘衡如按："本病论，乃本书[指《素问》]卷二十一第七十三篇篇名，已亡佚。王注未能确指。"

⑥肌痹：杨上善《黄帝内经太素·卷二十五·五脏痿》作"脉痹"。脉痹，风寒湿邪阻滞血脉所致之痹证。《素问·痹论》："痹……在于脉则血凝而不流。"

⑦脉痿：痿证之一。《素问·痿论》："心气热，则下脉厥而上，上则下脉虚，虚则生脉痿，枢折挈，胫纵而不任地也。"《类经》卷十七注："心气热则火独上炎，故三阴在下之脉亦皆厥逆而上，上逆则下虚，乃生脉痿。脉痿者，凡四肢关节之处，如枢纽之折而不能提挈，足胫纵缓而不能任地也。"

『按语』

本论详述了经漏不止的病因病机、症候及治法。本证均与脾胃虚损相关，病机有二，一为湿热下迫，经漏不止；一为心火太盛，旺于血脉之中。虽证见多端，但俱当大补脾胃，随症而治。东垣先生并论及情志对本证的影响，主要是社会环境因素的变化，当先治其心，后治其病，说明了心理治疗在本证中的关键作用。

『原文』

升阳除湿汤一名调经升麻除湿汤　治女子漏下恶血，月事不调，或暴崩不止，多下水浆之物。皆由饮食不节，或劳伤形体，或素有心气不足，因饮食劳倦，致令心火乘脾。其人必怠惰嗜卧，四肢不收，困倦乏力，无气以动，气短，上气逆急上冲。其脉缓而弦急，按之洪大，皆中之下得之，脾土受邪也。脾主滋荣周身者也，心主血，血主脉，二者受邪，病皆在脉。脉者，血之府也；脉者，人之神也[①]。心不主令，包络代之。故曰心之脉主属心系，心系者，包络命门之脉也，主月事。因脾胃虚而心包乘之，故漏下，月事不调也。况脾胃为血气阴阳之根蒂也，当除湿去热，益风气上伸，以胜其湿。又云：火郁则发之[②]。

当归酒洗　独活已上各五分　蔓荆子七分　防风　炙甘草　升麻　藁本已上各一钱　柴胡　羌活　苍术　黄芪已上各一钱五分

上锉如麻豆大，勿令作末，都作一服，以洁净新汲水三大盏，煎至一大盏，去渣，空心热服，待少时以早饭压之，可一服而已。如灸足太阴脾经中血海穴二七壮，亦已。

此药乃从权之法，用风胜湿[③]，为胃下陷而气迫于下，以救其血之暴崩也。并血恶之物住后，必须黄芪、人参、炙甘草、当归之类数服以补之，于补气升阳汤[④]中加以和血药便是也。若经血恶物下之不绝，尤宜究其根源，治其本经，只益脾胃，退心火之亢，乃治其根蒂也。若遇夏月，白带下脱漏不止，宜用此汤一服立止。

『注释』

①脉者，人之神也：《东垣十书》："脉者，血之府，神之所居也。"

②火郁则发之：出自《素问·六元正纪大论》。王冰注："火郁发之，谓汗令疏散也。"火郁，指热邪郁而内伏。发，发泄，发散。

③用风胜湿：用风药胜湿邪。风药，风升生类药物，本方中独活、蔓荆子、防风、升麻、藁本、柴胡、羌活均为风升生类。

④补气升阳汤：查无此方，有谓为后文的益胃升阳汤。《东垣试效方》中有补气升阳和中汤，用药亦与本文所述相近，可参。

『按语』

本方为血暴崩时救急之方，东垣先生谓为从权之法。本方多用风药，风可胜湿，及发散郁火。并由于血下行，风药亦可升提之，使下陷之胃气得复。本方不宜久用，血止后当大补脾胃，以治其本。

『原文』

凉血地黄汤　治妇人血崩，是肾水阴虚，不能镇守包络相火，故血走而崩也。

黄芩　荆芥穗　蔓荆子已上各一分　黄柏　知母　藁本　细辛　川芎已上各二分　黄连　羌活　柴胡　升麻　防风已上各三分　生地黄　当归已上各五分　甘草一钱　红花少许

上㕮咀，都作一服，水三大盏，煎至一盏，去渣，稍热，空心服之。

足太阴脾之经中血海二穴，在膝膑上内臁白肉际二寸中。治女子漏下恶血，月事不调，逆气腹胀，其脉缓者是也，灸三壮。

足少阴肾之经中阴谷二穴，在膝内辅骨后，大筋下，小筋上，按之应手，屈膝取之。治膝如锥，不得屈伸，舌纵涎下，烦逆溺难，少腹急引阴痛，股内臁痛，妇人漏血不止，腹胀满不得息，小便黄，如蛊，女子如妊身，可灸二壮。

酒煮当归丸　治癞疝，白带下疰，脚气，腰以下如在冰雪中，以火焙炕，重重厚绵衣盖其上，犹寒冷不任，寒之极也。面白如枯鱼之象，肌肉如刀割削，瘦峻之速也。小便不止，与白带长流而不禁固，自不知觉，面白，目青蓝如菜色，目𥆧𥆧无所见。身重如山，行步欹侧，不能安地，腿膝枯细，大便难秘，口不能言，无力之极，食不下，心下痞，烦心懊憹，不任其苦。面停垢，背恶寒，小便遗而不知。此上中下三阳真气俱虚欲竭，哕呕不止，胃虚之极也。脉沉厥，紧而涩，按之空虚。若脉洪大而涩，按之无力，犹为中寒之证，况按之空虚者乎？按之不鼓，是为阴寒，乃气血俱虚之极也。

茴香五钱　黑附子炮制，去皮脐　良姜已上各七钱　当归一两上四味，锉如麻豆大，以上等好酒一升半，同煮至酒尽，焙干。

炙甘草　苦楝生用　丁香已上各五钱　木香　升麻已上各一钱　柴胡二钱　炒黄盐　全蝎已上各三钱　延胡索四钱

上与前四味药同为细末，酒煮，面糊为丸，如梧桐子大，每服五七十丸，空心淡醋汤下。忌油腻冷物酒湿面。

固真丸　治白带久下不止，脐腹冷痛，阴中亦然，目中溜火，视物䀮䀮然无所见。齿皆恶热饮痛，须得黄连细末擦之乃止。惟喜干食，大恶汤饮。此病皆寒湿乘其胞内，故喜干而恶湿；肝经阴火上溢走于标，故上壅而目中溜火；肾水侵肝而上溢，致目䀮䀮而无所见；齿恶热饮者，是阳明经中伏火也。治法当大泻寒湿，以丸药治之。故曰寒在下焦，治宜缓，大忌汤散，以酒制白石脂、白龙骨以枯其湿，炮干姜大热辛泻寒水，以黄柏之大寒为因用，又为乡导①。故云：古者虽有重罪，不绝人之后。又为之伏其所主，先其所因②之意。又泻齿中恶热饮也，以柴胡为本经之使，以芍药五分导之，恐辛热之药大甚损其肝经，故微泻之。以当归身之辛温，大和其血脉，此用药之法备矣。

黄柏酒洗　白芍药已上各五分　柴胡　白石脂已上各一钱，火烧赤，水飞，细研，日干　白龙骨酒煮，日干，水飞为末　当归酒洗，已上各二钱　干姜四钱，炮

上件除龙骨、白石脂水飞研外，同为细末，水煮面糊为丸，如鸡头仁大，日干。空心多用白沸汤下，无令胃中停滞，待少时以早饭压之，是不令热药犯胃。忌生冷硬物酒湿面。

『注释』

①乡导：向导。

②伏其所主，先其所因：出自《素问·至真要大论》。《类经》卷十二注："必伏其所主者，制病之本也。先其所因者，求病之由也。"

『原文』

乌药汤　治妇人血海疼痛。

当归　甘草　木香已上各五钱　乌药一两　香附子二两，炒

上㕮咀，每服五钱，水二大盏，去渣，温服，食前。

助阳汤一名升阳燥湿汤　治白带下，阴户中痛，控心而急痛，身黄皮缓，身重如山，阴中如冰。

生黄芩　橘皮已上各五分　防风　高良姜　干姜　郁李仁　甘草已上各一钱　柴胡一钱三分　白葵花七朵

上锉如麻豆大，分作二服，每服水二大盏，煎至一盏，去渣，食前稍热服。

水府丹　治妇人久虚积冷，经候不行，癥瘕癖块，腹中暴痛，面有皯黯，黎黑羸瘠。

硇砂[①]纸隔，沸汤淋，熬取　红豆已上各五钱　桂心另为末　木香　干姜已上各一两　砂仁二两　经煅花蕊石研，一两五钱　斑蝥一百个，去头翅　生地黄汁　童子小便已上各一升　腊月狗胆[②]七枚　芫蜻[③]三百个，去头足，糯米一升，炒米黄，去米不用

上九味为细末，同三汁熬为膏，和丸如鸡头大，朱砂为衣，每服一丸，温酒细嚼，食前服，米饮亦可。孕妇不可服。

『注释』

①硇砂：为卤化物类矿物硇砂的晶体。白硇砂主要含氯化铵，紫硇砂主要含氯化钠。咸苦辛温，有毒。可消积软坚，破瘀散结。

②狗胆：味苦，性寒，有小毒。可清肝明目，止血消肿，除痞块疳积。

③芫蜻：为芫科昆虫绿芫青，又称青娘子、相思虫。辛温有毒，可消瘰疬，下痰结，功同斑蝥。

『原文』

丁香胶艾汤　治崩漏不止，盖心气不足，劳役及饮食不节所得，经隔少时。其脉二尺俱弦紧洪，按之无力。其证自觉脐下如冰，求厚衣被以御其寒，白带白滑之物多，间有如屋漏水，下时有鲜血，右尺脉时微洪也。

熟地黄　白芍药已上各三分　川芎　丁香已上各四分　阿胶六分　生艾叶一钱　当归一钱二分

上川芎为细末，当归酒洗锉，熟地黄、丁香为细末，艾亦锉，都作一服，水二大盏，先煎五味作一盏零二分，去渣，入胶，再上火煎至一大盏，带热空心服之。

黄芪当归人参汤　丁未仲冬，郭大方来，说其妻经水暴崩不止，先曾损身失血，自后一次缩一十日而来，今次不止，其人心窄，性急多惊。以予料之，必因心气不足，饮食不节得之，大方曰无。到彼诊得掌中寒，脉沉细而缓，间而沉数，九窍微有不利，四肢无力，上喘气短促，口鼻气皆不调，果有心气不足、脾

胃虚弱之证。胃脘当心而痛，左胁下缩急有积，当脐有动气，腹中鸣，下气，大便难，虚证极多，不能尽录。拟先治其本，余证可以皆去。安心定志，镇坠其惊，调和脾胃，大益元气，补其血脉，令养其神。以大热之剂去其冬寒凝在皮肤内，少加生地黄，去命门相火，不令四肢痿弱。

黄连一分 生地黄三分 炒神曲 橘皮 桂枝已上各五分 草豆蔻仁六分 黄芪 人参 麻黄不去节，已上各一钱 当归身一钱五分 杏仁五个，另研如泥

上㕮咀，作二服，水二大盏半，煎麻黄令沸，去沫，煎至二盏，入诸药，同煎至一大盏，于巳午之间，食消尽服之，一服立止。其胃脘痛乃胃上有客寒，与大热药草豆蔻丸一十五丸，白汤送下，其痛立止，再与肝之积药，除其积之根源而愈。

当归芍药汤 治妇人经脉漏下不止，其色鲜红。时值七月处暑之间，先因劳役，脾胃虚弱，气短气逆，自汗不止，身热闷乱，恶见饮食，非惟不入，亦不思食，沉懒困倦，四肢无力，大便时泻。后再因心气不足，经脉再下不止，惟觉气下脱，其元气逆上全无，惟觉心腹中气下行，气短少不能言，是无力以言，非懒语也，此药主之。

柴胡二分 炙甘草 生地黄已上各三分 橘皮不去白 熟地黄已上各五分 黄芪一钱五分 苍术泔浸去皮 当归身 白芍药 白术已上各二钱

上十味，㕮咀，如麻豆大，分作二服，水二盏半，煎至一盏，去渣，稍热，空心服之。

柴胡调经汤 治经水不止，鲜红，项筋急，脑痛，脊骨强痛。

炙甘草 当归身 葛根已上各三分 独活 藁本 升麻已上各五分 柴胡七分 羌活 苍术已上各一钱 红花少许

上锉如麻豆大，都作一服，水四大盏，煎至一盏，去渣，空心稍热服，取微汗立止。

一妇人经候，黑血凝结成块，左厢有血瘕[①]，水泄不止，谷有时不化，后血块暴下，并水俱作，是前后二阴有形之血脱竭于下，既久，经候犹不调，水泄，日见三两行，食罢烦心，饮食减少，甚至瘦弱。东垣老人曰：夫圣人治病，必本四时升降浮沉之理，权变之宜，必先岁气，无伐天和，无盛无虚，遗人夭殃，无致邪，无失正，绝人长命。故仲景云：阳盛阴虚，下之则愈，汗之则死；阴盛阳虚，汗之即愈，下之即死。大抵圣人立法，且如升阳或发散之剂，是助春夏之阳气令其上升，乃泻秋冬收藏殒杀寒凉之气，此病是也，当用此法治之，升降浮沉之至理也。天地之气以升降浮沉乃从四时，如治病不可逆之。故经云：顺天则昌，逆天则亡。可不畏哉。

夫人之身亦有四时，天地之气不可止认在外，人亦体同天地也。今经漏不止，是前阴之气血已脱下矣；水泄又数年，是后阴之气血下陷以脱矣。后阴者，主有形之物也；前阴者，精气之户。下竭，是病人周身之血气常行秋冬之令，阴主杀，此等收藏之病是也。阳生阴长，春夏是也。在人之身，令气升浮者，谷气上行是也。既病，人周身血气皆不生长，谷气又不胜，其肌肉消少，是两仪[②]之气俱将绝矣。既下元二阴俱脱，血气将竭，假令当是热证，今下焦久脱，化为寒矣。此病久沉久降，寒湿大胜，当急救之。泻寒以热，除湿以燥，大升大举，以助生长，补养气血，不致偏竭。圣人立治之法，既湿气大胜，以所胜治之，助甲风木上升是也。故经云风胜湿，是以所胜平之也。当先调和胃气，次用白术之类，以燥其湿而滋元气，如其不止，后用风药以胜湿，此便是大举大升，以助春夏二湿之久陷下之至治也。

『注释』

①血瘕：病证名，因瘀血聚积所生的有形肿块，为八瘕之一。出自《素问·阴阳类论》："阴阳并绝，浮为血瘕，沉为脓胕。"沈金鳌《杂病源流犀烛·积聚癥瘕痃癖痞源流》："血瘕，留着肠胃之外及少腹间，其苦横骨下有积气，牢如石，因而少腹急痛，阴中若有冷风，亦或背脊疼，腰疼不可俯仰。"林珮琴《类证治裁·痃癖癥瘕诸积》："血瘕，经行劳动感寒，留络不去，腰腹急痛，宜血瘕方或调经散。"

②两仪：指阴阳。《周易·系辞上》："易有太极，是生两仪。"

『按语』

本案较为复杂，既有血瘕，又有崩漏，病久复水泄并作，形体羸瘦。东垣先生认为本证前后阴之气血下陷、下脱，根据天人相应的观点，病人周身之气血有降而无升，是有秋冬而无春夏，有收藏而无生长，故当以风药大升大举，以助其春夏生长之令。春夏之阳气不足，致寒湿内胜，又当以风药胜湿，以脾胃药燥湿。以风药升举、胜湿，大补气血，为本案的治疗主旨。后方益胃升阳汤是在补中益气汤的基础上加炒神曲、生黄芩，以大补脾胃之气，使阳生阴长。炒神曲可消食化积；津液脱失，必有内热，予生黄芩以清热。本案主因是内有寒湿，故方中生黄芩用量标为"少许"。

『原文』

益胃升阳汤 血脱益气，古圣人之法也。先补胃气，以助生发之气，故曰阳生阴长。诸甘药为之先务，举世皆以为补，殊不知甘能生血，此阳生阴长之理也。故先理胃气，人之身内，胃气为宝。

柴胡 升麻已上各五分 炙甘草 当归身酒洗 陈皮已上各一钱 人参去芦，有嗽去之 炒神曲已上各一钱五分 黄芪二钱 白术三钱 生黄芩少许

上㕮咀，每服二钱，水二大盏，煎至一盏，去渣，稍热服。

如腹中痛，每服加白芍药三分、中桂少许。如渴或口干，加葛根二分，不拘时候。

升阳举经汤 治经水不止。如右尺脉按之空虚，是气血俱脱，大寒之证。轻手其脉数疾，举指弦紧或涩，皆阳脱之证，阴火亦亡。见热证于口鼻眼，或渴，此皆阴躁，阳欲先去也。当温之、举之、升之、浮之、燥之，此法当大升浮血气，切补命门之下脱也。

肉桂去皮，盛夏勿用，秋冬用 白芍药 红花已上各五分 细辛六分 人参去芦 熟地黄 川芎已上各一钱 独活根 黑附子炮制，去皮脐 炙甘草已上各一钱五分 羌活 藁本去土 防风已上各二钱 白术 当归 黄芪 柴胡已上各三钱 桃仁十个，汤浸，去皮尖，细研

上㕮咀，每服三钱，若病势顺，当渐加至五钱，每服水三盏，煎至一盏，空心热服。

半产误用寒凉之药论

『原文』

妇人分娩及半产漏下，昏冒不省，瞑目无所知觉，盖因血暴亡，有形血去，则心神无所养。心与包络者，君火、相火也，得血则安，亡血则危。火上炽，故令人昏冒。火胜其肺，瞑目不省人事，是阴血暴去，不能镇抚也。血已亏损，往往用滑石、甘草、石膏之类，乃辛甘大寒之药，能泻气中之热。是血亏泻气，乃阴亏泻阳，使二者俱伤，反为不足。

虚劳之病，昏迷不省者，上焦心肺之热也。此无形之热，用寒凉之药驱令下行，岂不知上焦之病悉属于表，乃阴证也，汗之则愈。今反下之，幸而不死，

暴亏气血，生命岂能久活。又不知《内经》有说，病气不足，宜补不宜泻[1]。但瞑目之病，悉属于阴，宜汗不宜下，又不知伤寒郁冒，得汗则愈，是禁用寒凉药也。

分娩半产，本气不病，是暴去其血，亡血补血，又何疑焉，补其血则神昌。常时血下降亡，今当补而升举之，心得血而养，神不昏矣。血若暴下，是秋冬之令大旺[2]，今举而升之，以助其阳，则目张神不昏迷矣。今立一方，补血养血，生血益阳，以补手足厥阴之不足也。

『注释』

①病气不足，宜补不宜泻：《灵枢·根结》："黄帝曰：形气之逆顺奈何？岐伯曰：形气不足，病气有余，是邪胜也，急泻之。形气有余，病气不足，急补之。"

②是秋冬之令大旺：春夏主升，秋冬主降。故东垣先生说，血若暴下，是秋冬之令大旺，益举而升之。

『按语』

本节详论了分娩半产漏下而致昏冒的病因病机及治法。本证与一般血证不同，为血暴亡，心神无所养，既亡血，则宜补血，虽有火炽，亦为血虚内热，不可以滑石、甘草、石膏辛甘大寒之药泻之，使阴阳俱伤，当补气血而升举之，全生活血汤，川芎、防风、葛根、升麻等皆有升举之性。本方并无止血之药，与少许红花活血，当归身补血，寓有瘀血不去，新血不生之意，亦合明代缪希雍血证之"宜行血，不宜止血"之意。言"补手足厥阴之不足"，心主血，肝藏血，手足厥阴分属心包经、肝经，故有此语。

文中又论及虚劳昏迷，与本证之昏迷不同，但均大忌寒凉之剂。

『原文』

全生活血汤

红花三分　蔓荆子　细辛已上各五分　生地黄夏月多加之　熟地黄已上各一钱　藁本　川芎已上各一钱五分　防风诸阳既陷，何以知之？血下脱故也　羌活　独活　炙甘草　柴胡去苗　当归身酒洗　葛根已上各二钱　白芍药　升麻已上各三钱

上㕮咀，每服五钱，水二盏，煎至一盏，去渣，食前稍热服。

当归附子汤　治脐下冷痛，赤白带下。

当归二分　炒盐三分　蝎梢　升麻已上各五分　甘草六分　柴胡七分　黄柏少许为引用　附子一钱　干姜　良姜已上各一钱

上为粗末，每服五钱，水五盏，煎至一盏，去渣，稍热服。或为细末，酒面糊为丸亦可。

调经补真汤　冬后一月，微有地泥冰泮①。其白带再来，阴户中寒，一服立止。

独活　干姜炮　藁本　防风　苍术已上各二分　麻黄不去节　炙甘草　人参去芦　当归身　白术　生黄芩　升麻已上各五分　黄芪七分　良姜　泽泻　羌活已上各一钱　柴胡四钱　杏仁二个　桂枝少许　白葵花七朵，去萼

上㕮咀，除黄芩、麻黄各另外，都作一服，先以水三大盏半，煎麻黄一味令沸，掠去沫，入余药，同煎至一盏零七分，再入生黄芩，煎至一盏，空心服之，候一时许，可食早饭。

『注释』

①冰泮（pàn 盼）：冰冻融解。

『原文』

坐药龙盐膏

茴香三分　枯矾五分　良姜　当归梢　酒防己　木通已上各一钱　丁香　木香　川乌炮，各一钱五分　龙骨　炒盐　红豆　肉桂已上各二钱　厚朴三钱　延胡索五钱　全蝎五个

上为细末，炼蜜为丸，如弹子大，绵裹留丝在外，内丸药阴户内，日易之。

胜阴丹　为上药力小，再取三钱，内加行性热药，项下：

柴胡　羌活　枯白矾　甘松　升麻已上各二分　川乌头　大椒　三柰子①已上各五分　蒜七分　破故纸八分，与蒜同煮，焙干秤　全蝎三个　麝香少许

上为细末，依前法用。

『注释』

①三柰子：为姜科山柰属植物山柰的根茎，又称山柰、沙姜、山辣。辛温，温中化湿，行气止痛。用于胸膈胀满，脘腹冷痛，饮食不消。

『原文』

回阳丹

羌活　全蝎　升麻根　甘松已上各二分　草乌头　水蛭炒，各三分　大椒　三柰子　荜茇[1]　枯矾已上各五分　柴胡　川乌已上各七分　炒黄盐为必用之药，去之则不效　破故纸　蒜已上各一钱　虻虫三个，去翅足，炒

上为极细末，依前制用，脐下觉暖为效。

『注释』

①荜茇：为胡椒科藤本植物荜茇的未成熟果穗。辛热，归胃、大肠经。温中止痛，主治肠胃痼冷，脘腹冷痛，呕吐泄泻。外敷治牙痛。

『原文』

柴胡丁香汤　治妇人年三十岁，临经先腰脐痛，甚则腹中亦痛，经缩三两日。

生地黄二分　丁香四分　当归身　防风　羌活已上各一钱　柴胡一钱五分　全蝎一个

上件都作一服，水二盏，煎至一盏，去渣，食前稍热服。

延胡苦楝汤　治脐下冷，撮痛，阴冷大寒，白带下。

黄柏一分为引用　延胡索　苦楝子已上各二分　附子炮　肉桂已上各三分　炙甘草五分　熟地黄一钱

上都作一服，水二大盏，煎至一盏，食前服。

桂附汤　治白带腥臭，多悲不乐，大寒。

黄柏为引用　知母已上各五分　肉桂一钱　附子三钱

上㕮咀，都作一服，水二盏，煎至一盏，去渣，食远热服。

如少食常饱，有时似腹胀夯闷，加白芍药五分。如不思饮食，加五味子二十个。如烦恼，面上如虫行，乃胃中元气极虚，加黄芪一钱五分，人参七分，炙甘草、升麻已上各五分。

人参补气汤　治四肢懒倦，自汗无力。

丁香末二分　生甘草梢　炙甘草已上各三分　生地黄　白芍药已上各五分　熟地黄六分　人参　防风　羌活　黄柏　知母　当归身　升麻已上各七分　柴胡一钱

黄芪一钱五分　全蝎一个　五味子二十个

上锉如麻豆大，都作一服，水二盏，煎至一盏，去渣，空心稍热服。

黄芪白术汤　治妇人四肢沉重，自汗，上至头，齐颈而还，恶风，头痛躁热。

细辛三分　吴茱萸　川芎已上各五分　柴胡　升麻已上各一钱　当归身一钱五分　黄柏酒洗　炙甘草　羌活已上各二钱　五味子三钱　白术　人参已上各五钱　黄芪一两

上㕮咀，每服五钱，水二大盏，生姜五片，煎至一盏，去渣，食前热服。

如腹中痛不快，加炙甘草一钱，汗出不止，加黄柏一钱。

白术茯苓汤　治胃气弱，身重有痰，恶心欲吐，是风邪羁绊于脾胃之间，当先实其脾胃。

白术　白茯苓　半夏已上各一两　炒曲二钱　麦蘖面五分，炒

上㕮咀，每服五钱，水二大盏，入生姜五片，煎至一盏，去渣，不拘时服。

增味四物汤　治妇人血积。

当归　川芎　芍药　熟地黄　京三棱　干漆[1]炒燥烟尽　肉桂去皮　广术已上各等分

上为粗末，每服五钱，水二大盏，煎至一盏，去渣，食前稍热服。

『注释』

①干漆：辛温，有毒，归肝脾经。破瘀血，消积，杀虫，用于妇女闭经、瘀血癥瘕、虫积腹痛。

『原文』

补经固真汤　白文举正室，白带常漏久矣，诸药不效。诊得心包尺脉微，其白带下流不止。叔和云[1]：崩中日久为白带，漏下多时血水枯[2]。崩中者，始病血崩，久则血少，复亡其阳，故白滑之物下流不止，是本经[3]血海将枯，津液复亡，枯干不能滋养筋骨。以本部行经药为引用，为使；以大辛甘油腻之药润其枯燥，而滋益津液；以大辛热之气味药补其阳道，生其血脉；以苦寒之药泄其肺而救上。热伤气，以人参补之，以微苦温之药为佐而益元气。

白葵花去萼研烂，四分　甘草炙　郁李仁去皮尖，研泥　柴胡已上各一钱　干姜细末　人参已上各二钱　生黄芩细研，一钱　陈皮留皮，五分

上件除黄芩外，以水三盏，煎至一盏七分，再入黄芩，同煎至一盏，去渣，

空心热服，少时以早饭压之。

『注释』

①叔和云：引文出自《脉诀》，为六朝高阳生托名王叔和所著。

②漏下多时血水枯：原文为“漏下多时骨亦枯”。

③本经：肝为藏血之脏，陈自明提出“妇人以血为本”，妇科诸病多责之于肝。依上下文及本案用药看，本经当指肝经。

『按语』

本案为白带漏下不止之证。从文中引《脉诀》“崩中日久为白带，漏下多时血水枯”句看，患者在本证之前应有血崩之证，故东垣先生将本案病机析为肝经血海枯干，津液枯涸，复亡其阳。亡血、亡津液既久，必有虚热，文中未详述所见症，但崩漏带下日久，已近虚劳之证，从苦寒泻肺热黄芩之用，可推知当为肺虚热，治以疏肝滋液，温阳益气止带之法。

本方以白葵花止带，本部行经药为柴胡，以郁李仁大辛甘油腻之药润其枯燥，而滋益津液；以干姜大辛热之气味药补其阳道，生其血脉；以黄芩苦寒之药泄其肺而救上。热伤气，以人参补之，以微苦温之陈皮为佐而益元气。

『原文』

温卫补血汤　治耳鸣，鼻不闻香臭，口不知谷味，气不快，四肢困倦，行步欹侧[①]，发脱落，食不下，膝冷阴汗，带下，喉中吤吤[②]，不得卧，口舌益干，太息，头不可以回顾，项筋紧，脊强痛，头旋眼黑，头痛欠嚏。

生地黄　白术　藿香　黄柏已上各一分　牡丹皮　苍术　王瓜根[③]　橘皮　吴茱萸已上各二分　当归身二分半　柴胡　人参　熟甘草　地骨皮已上各三分　升麻四分　生甘草五分　黄芪一钱二分　丁香一个　桃仁三个　葵花七朵

上㕮咀，作一服，用水二大盏，煎至一盏，去渣，食前热服。

『注释』

①欹（qī 七）侧：歪倒摇晃貌。

②吤吤（jiè 介）：象声词，喉中哽塞所出声。

③王瓜根：土瓜根、山苦瓜，葫芦科植物王瓜的根。苦寒，泻热生津，破血消瘀，利大小便。

『原文』

立效散　治妇人血崩不止。

当归　莲花心　白绵子[1]　红花　茅花已上各一两

上锉如豆大，白纸裹定泥固，炭火烧灰存性，为细末。

如干血气，研血竭为引，好温酒调服，加轻粉一钱。如血崩不止，加麝香为引，好温酒调服。

『注释』

①白绵子：疑为棉花子。辛热，补肾强腰，催乳，止痛止血，可用于妇科崩中漏下。

『原文』

四圣散　治妇人赤白带下。

川乌炮制　生白矾已上各一钱　红娘子[1]三个　斑蝥十个

炼蜜为丸，如皂子大，绵裹坐之。

『注释』

①红娘子：蝉科昆虫红娘子，又称樗鸡、灰花蛾、红娘虫。苦辛平，有毒，可攻毒通瘀破积。外用治瘰疬、癣疮，内服治血瘀经闭、狂犬咬伤。

『原文』

温经除湿汤　十月霜冷后四肢无力，乃痿厥湿热在下焦也。醋心[1]者，是浊气不下降，欲为满也。合眼麻木作者，阳道不行也。恶风寒者，上焦之分，皮肤中气不行也。开目不麻者，目开助阳道，故阴寒之气少退也。头旋眩晕者，风气下陷于血分，不得伸越而作也，近火则有之。

黄连一分　柴胡　草豆蔻　神曲炒　木香已上各二分　麻黄不去节　独活　当归

身　黄柏已上各一分　升麻五分　羌活七分　炙甘草　人参　白术　猪苓　泽泻已上各一钱　黄芪　橘皮　苍术已上各二钱　白芍药三钱

上锉如麻豆大，分作二服，水二盏，煎至一盏，食远服。治支节沉重疼痛无力之胜药也。

『注释』

①醋心：吞酸之轻症，又称中酸。《医学正传·吞酸》："或微而止为中酸，俗谓之醋心。"

『原文』

补气升阳和中汤　李正臣夫人病，诊得六脉俱中得弦洪缓相合，按之无力。弦在上，是风热下陷入阴中，阳道不行。其证闭目则浑身麻木，昼减而夜甚，觉而开目则麻木渐退，久则绝止。常开其目，此证不作，惧其麻木，不敢合眼，致不得眠。身体皆重，时有痰嗽，觉胸中常似有痰而不利，时烦躁，气短促而喘。肌肤充盛，饮食不减，大小便如常，惟畏其麻木，不敢合眼为最苦。观其色脉，形病相应而不逆。

《内经》[①]曰：阳盛瞋目而动轻，阴病闭目而静重。又云：诸脉皆属于目[②]。《灵枢经》云[③]：开目则阳道行，阳气遍布周身。闭目则阳道闭而不行，如昼夜之分，知其阳衰而阴旺也。且麻木为风，三尺之童皆以为然，细校之则有区别耳。久坐而起，亦有麻木，为如绳缚之久，释之觉麻作而不敢动，良久则自已。以此验之，非有风邪，乃气不行，治之当补其肺中之气，则麻木自去矣。如经脉中阴火乘其阳分，火动于中，为麻木也，当兼去其阴火则愈矣。时痰嗽者，秋凉在外在上而作也，当以温剂实其皮毛。身重脉缓者，湿气伏匿而作也。时见躁作，当升阳助气益血，微泻阴火与湿，通行经脉，调其阴阳则已矣，非五脏六腑之本有邪也。此药主之。

生甘草去肾热　酒黄柏泻火除湿　白茯苓除湿导火　泽泻除湿导火　升麻行阳助经　柴胡已上各一钱　苍术除湿补中　草豆蔻仁益阳退外寒，各一钱五分　橘皮　当归身　白术已上各二钱　白芍药　人参已上各三钱　佛耳草[④]　炙甘草已上各四钱　黄芪五钱

上㕮咀，每服五钱，水二盏，煎至一盏，去渣，食远服之。

『注释』

①《内经》:《东垣试效方》本案作“《黄帝针经·寒热病第三》”。

②诸脉皆属于目：出自《素问·五脏生成》。

③《灵枢经》云：出自《灵枢·口问》。原文为：“阳气尽，阴气盛则目瞑，阴气尽而阳气盛，盛则寤矣。”

④佛耳草：菊科植物鼠曲草的别名，又称追骨风、绒毛草。味微甘，性平，可祛痰止咳平喘，祛风湿。

『按语』

本案为麻木案。麻木并非妇科专有疾病，应属杂病范畴。本案的特殊之处在于，闭目则麻，开目即渐止。东垣先生认为其由周身之阳气虚弱，复加风热之邪盛，更阻阳道而致。当温补肺气，除其风热，调和阴阳。时值秋季，又有寒湿，故本病病机较为复杂。

『原文』

麻黄桂枝升麻汤　治妇人先患浑身麻木，睡觉则少减，开目则已而全愈。又证已痊，又因心中烦恼，遍身骨节疼，身体沉重，饮食减少，腹中气不运转。

木香　生姜已上各一分　桂枝　半夏　陈皮　草豆蔻仁　厚朴　黑附子　黄柏已上各二分　炙甘草　升麻　白术　茯苓　泽泻已上各三分　黄芪　麻黄不去节　人参已上各五分

上都作一服，水二盏，煎至一盏，去渣，食远服之。

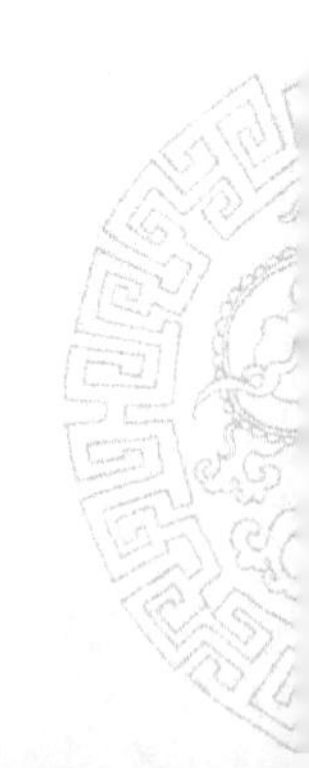

卷下

大便结燥门

大便结燥论

『原文』

《金匮真言论》云：北方黑色，入通肾，开窍于二阴，藏精于肾。又云：肾主大便，大便难者取足少阴。夫肾主五液[①]，津液润则大便如常。若饥饱失节，劳役过度，损伤胃气，及食辛热味厚之物而助火邪，伏于血中，耗散真阴，津液亏少，故大便结燥。然结燥之病不一，有热燥，有风燥，有阳结[②]，有阴结[③]，又有年老气虚，津液不足而结燥者。

治法云[④]：肾苦燥[⑤]，急食辛以润之，结者散之。如少阴不得大便，以辛润之。太阴不得大便，以苦泄之。阳结者散之，阴结者温之。仲景云：小便利而大便硬，不可攻下，以脾约丸[⑥]润之。食伤太阴，腹满而食不化，腹响然不能大便者，以苦药泄之。如血燥而不能大便者，以桃仁、酒制大黄通之。风结燥而大便不行者，以麻子仁加大黄利之。如气涩而大便不通者，以郁李仁、枳实、皂角仁润之。

大抵治病必究其源，不可一概用巴豆、牵牛之类下之，损其津液，燥结愈甚，复下复结，极则以至导引于下而不通，遂成不救。噫！可不慎哉。

『注释』

①五液：一指五脏所化生的液体，即汗、涕、泪、涎、唾。《素问·宣明五气》："五脏化液，心为汗，肺为涕，肝为泪，脾为涎，肾为唾，是为五液。"一指水谷所化生的津液，包括汗、溺、唾、泪、髓等五种。见《灵枢·五癃津液别》。

②阳结：病证名，胃肠实热燥火所致的便秘。

③阴结：病证名，胃肠阴寒凝结，或精血亏耗，大肠干燥所致的便秘。

④治法云：指《素问·脏气法时论》。

⑤肾苦燥：原作"肾恶燥"，据《素问·脏气法时论》原文改。

⑥脾约丸：出自《伤寒论·辨阳明病脉证并治》。脾约，病证名。为脾虚津耗、

肠液枯燥所致大便艰涩的病证，亦为形成便秘的原因之一。约，有约束之意。脾约丸，即麻子仁丸。

『按语』

本论详述了大便结燥的病因病机、治法与注意事项。肾主二阴，大便难与肾相关。若饮食不节，劳役过度，使胃气受损，或过食辛热，化火而耗伤阴津，俱可致大便结燥。本病病状不一，治法亦各异，东垣先生根据不同病机详细阐述了诸治法，尤其强调了不可攻下的禁忌证，及滥用巴豆、牵牛之害。

『原文』

通幽汤　治大便难，幽门不通，上冲，吸门[①]不开，噎塞，不便燥秘，气不得下。治在幽门，以辛润之。

炙甘草　红花已上各一分　生地黄　熟地黄已上各五分　升麻　桃仁泥　当归身已上各一钱

上都作一服，水二大盏，煎至一盏，去渣，调槟榔细末五分，稍热，食前服之。

『注释』

①吸门：即会厌。《难经·四十四难》："会厌为吸门。"

『原文』

润燥汤　升麻　生地黄已上各二钱　熟地黄　当归梢　生甘草　大黄煨　桃仁泥　麻仁已上各一钱　红花五分

上除桃仁、麻仁另研如泥外，锉如麻豆大，都作一服，水二盏，入桃仁、麻仁泥，煎至一盏，去渣，空心稍热服。

润肠丸　治脾胃中伏火，大便秘涩或干燥，闭塞不通，全不思食，及风结血秘，皆令闭塞也。以润燥和血疏风，自然通利矣。

桃仁汤浸去皮尖　麻仁已上各一两　当归梢　大黄煨　羌活已上各一两

上除桃仁、麻仁另研如泥外，捣为极细末，炼蜜为丸，如梧桐子大，每服三五十丸，空心白汤下。

如病人不大便，为大便不通而涩，其邪盛者，急加酒洗大黄以利之。

如血燥而大便燥干者，加桃仁、酒洗大黄。

如风结燥大便不行者，加麻仁、大黄。

如风湿而大便不行，加煨皂角仁、大黄、秦艽以利之。

如脉涩，觉身痒气涩而大便不通者，加郁李仁、大黄以除气燥。

如寒阴之病，为寒结闭而大便不通者，以《局方》中半硫丸或加煎附子干姜汤冰冷与之。其病虽阴寒之证，当服阳药补之。若大便不通者，亦当十服中与一服药，微通其大便，不令结闭，乃治之大法。

若病人虽是阴证，或是阴寒之证，其病显躁，脉实坚，亦宜于阳药中少加苦寒之药，以去热躁，躁止勿加。

如阴躁欲坐井中者，其二肾脉按之必虚，或沉细而迟，此易为辨耳。知有客邪之病，亦当从权加药以去之。

麻黄白术汤　治大便不通，五日一遍，小便黄赤，浑身肿，面上及腹尤甚，其色黄，麻木，身重如山，沉困无力，四肢痿软不能举动。喘促，唾清水，吐哕，痰唾白沫如胶。时躁热发，欲去衣，须臾热过，振寒。项额有时如冰，额寒尤甚。头旋眼黑，目中溜火，冷泪，鼻不闻香臭。少腹急痛，当脐中有动气，按之坚硬而痛。

青皮去腐　酒黄连已上各一分　酒黄柏　橘红　甘草炙半　升麻已上各二分　黄芪　人参　桂枝　白术　厚朴　柴胡　苍术　猪苓已上各三分　吴茱萸　白茯苓　泽泻已上各四分　白豆蔻　炒曲已上各五分　麻黄不去节，五钱　杏仁四个

上㕮咀，分作二服，水二大盏半，先煎麻黄令沸，去沫，再入诸药，同煎至一盏，去渣，稍热食远服。

此证宿有风湿热伏于荣血之中，其木火乘于阳道为上盛，元气短少，上喘，为阴火伤其气。四肢痿，在肾水之间，乃所胜之病。今正遇冬寒，得时乘其肝木，又实其母，肺金克木凌火，是大胜必有大复。其证善恐欠，多嚏，鼻中如有物，不闻香臭，目视䀮䀮，多悲健忘，少腹急痛，通身黄，腹大胀，面目肿尤甚。食不下，痰唾涕有血，目眦疡，大便不通，并宜此药治之。

升阳汤一名升阳泻湿汤　治膈咽不通，逆气里急，大便不行。

青皮　槐子已上各二分　生地黄　熟地黄　黄柏已上各三分　当归身　甘草梢已上各四分　苍术五分　升麻七分　黄芪一钱　桃仁十个，另研

上㕮咀，如麻豆大，都作一服，入桃仁泥，水二大盏，煎至一盏，去渣，稍热食前服。

活血润燥丸　治大便风秘，血秘，常常燥结。

当归梢一钱　防风三钱　大黄湿纸裹煨　羌活已上各一两　皂角仁烧存性，去皮，一两五钱，其性得湿则滑，湿滑则燥结自除　桃仁二两，研如泥　麻仁二两五钱，研如泥

上除麻仁、桃仁另研如泥外，为极细末，炼蜜为丸，如梧桐子大，每服五十丸，白汤下。三两服后，须以苏麻子粥①每日早晚食之，大便日久不能结燥也。以瓷器盛之，纸封，无令见风。

『注释』

①苏麻子粥：王肯堂《证治准绳·类方》："苏麻粥，顺气滑大便。紫苏子、麻子仁不拘多少，上二味研烂，水滤取汁，煮粥服之。"

『原文』

润肠汤　治大肠结燥不通。

生地黄　生甘草已上各一钱　大黄煨　熟地黄　当归梢　升麻　桃仁　麻仁已上各一钱　红花三分

上㕮咀，水二盏，煎至一盏，去渣，食远温服。

小便淋闭门

小便淋闭论

『原文』

《难经》云[①]：病有关有格[②]，关则不得小便。又云：关无出之谓。皆邪热为病也，分在气在血而治之，以渴与不渴而辨之。如渴而小便不利者，是热在上焦肺之分，故渴而小便不利也。夫小便者，是足太阳膀胱经所主也，长生于申[③]，申者，西方金也。肺合生水，若肺中有热，不能生水，是绝其水之源。经云虚则补其母，宜清肺而滋其化源也，故当从肺之分助其秋令，水自生焉。又如雨、如露、如霜，皆从天而降下也，乃阳中之阴[④]，明秋气自天而降下也。且药有气之薄者，乃阳中之阴，是感秋清肃杀之气而生，可以补肺之不足，淡味渗泄之药[⑤]是也。茯苓、泽泻、琥珀、灯心、通草、车前子、木通、瞿麦、萹蓄之类，以清肺之气，泄其火，资水之上源也。

如不渴而小便不通者，热在下焦血分，故不渴而小便不通也。热闭于下焦者，肾也，膀胱也，乃阴中之阴。阴受热邪，闭塞其流。易上老[⑥]云：寒在胸中，遏绝不入，热在下焦，填塞不便，须用感北方寒水之化，气味俱阴之药，以除其热，泄其闭塞。《内经》云[⑦]：无阳则阴无以生，无阴则阳无以化。若服淡渗之药，其性乃阳中之阴，非纯阴之剂[⑧]，阳无以化[⑨]，何能补重阴之不足也。须用感地之水运而生大苦之味，感天之寒气而生大寒之药，此气味俱阴，乃阴中之阴也。大寒之气，人禀之生膀胱；寒水之运，人感之生肾。此药能补肾与膀胱，受阳中之阳，热火之邪而闭其下焦，使小便不通也[⑩]。夫用大苦寒之药，治法当寒因热用[⑪]。又云：必伏其所主，而先其所因，其始则气同，其终则气异[⑫]也。

『注释』

①《难经》云：下文所引并非出自《难经》，而是《伤寒论》。《伤寒杂病论·平脉法》："关则不得小便，格则吐逆。"

②病有关有格：关格的含义极多。一为病名，小便不通与呕吐不止并见，小便不通名关，呕吐不止名格；大小便不通，大便不通名内关，小便不通名外格；上则呕吐，下则大小便秘结；呕吐而渐见大小便不通。一为脉象名，人迎与寸口脉俱盛极，系阴阳离决之危象。一为病理名词，阴阳均见偏盛，不能相互营运的严重病理状态。

③长生于申：出自《难经·四十难》："水长生于申。"足太阳膀胱属水，水为金所生。从方位来看，水为北方，金为西方。按十二地支与方位的配属，西方金正与申相配，故有此语。

④阳中之阴：天之气为阳，水为阴，雨、露、霜从天而降，均为天之气所化，故为阳中之阴。

⑤淡味渗泄之药：下文所列诸药，在药类法象中均属气之薄者，为阳中之阴。

⑥易上老：易水老人张元素。

⑦《内经》云：以下引文出自王冰注《素问·四气调神大论》。

⑧纯阴之剂：阴，原作"阳"，文义不通。《东垣试效方·小便淋闭门》作"阴"，义胜，据改。

⑨阳无以化：即上文所引之"无阴则阳无以化"。

⑩受阳中之阳……使小便不通也：按刘完素脏腑六气病因说，肾属水，在北方应寒，寒为肾之本气。本气补本脏，故以寒药泄火，于肾、膀胱称"补"。

⑪寒因热用：出自《素问·至真要大论》。吴昆注："寒因热用者，如大热在中，以寒攻治则不入，以热攻治则病增，乃以寒药热服。"马莳注："寒以治热，而佐以热药，乃寒因热用也。"从后方通关丸用药看，以苦寒之黄柏、知母配以辛热之肉桂，《东垣试效方》本方方解有"肉桂辛热，与热同体，乃寒因热用也"句，故此处应取马莳注为是。

⑫其始则气同，其终则气异：开始时药性与病情有些相同，但最终则相异。

『按语』

小便不利，又称为癃闭，在此东垣先生又称之为关。东垣先生认为本病均属邪热为病，可分为热在气分和热在血分。热在气分者，渴而小便不利，由上焦肺热，金不生水而致，当清肺而滋其化源。予淡味渗泄之药，气之薄者，阳中之阴，以清肺火，资水之上源。热在血分者，不渴而小便不通，由热邪袭肾与膀胱，闭塞下焦而致，当以苦寒之剂泄下焦热邪。在此，东垣先生提出本证当与寒因热用之法，通关丸主之。

『原文』

通关丸一名滋肾丸　治不渴而小便闭，热在下焦血分也。

黄柏去皮锉，酒洗焙　知母锉，酒洗焙干，各一两　肉桂五分

上为细末，熟水为丸，如梧桐子大，每服一百丸，空心白汤下，顿两足，令药易下行故也。如小便利，前阴中如刀刺痛，当有恶物下为验。

清肺饮子　治渴而小便闭涩不利，邪热在上焦气分。

灯心一分　通草二分　泽泻　瞿麦　琥珀已上各五分　萹蓄　木通已上各七分　车前子炒，一钱　茯苓去皮，二钱　猪苓去皮，三钱

上为粗末，每服五钱，水一盏半，煎至一盏，稍热食远服。或《局方》八正散、五苓散亦宜服之。

导气除燥汤　治小便闭塞不通，乃血涩，致气不通而窍涩也。

茯苓去皮　滑石炒黄，已上各二钱　知母细锉，酒洗　泽泻已上各三钱　黄柏去皮，酒洗，四钱

上㕮咀，每服五钱，水三盏，煎至一盏，去渣，稍热空心服。

如急闭，不拘时服。

肾疸汤　治肾疸目黄，甚至浑身黄，小便赤涩。

羌活　防风　藁本　独活　柴胡已上各五分　升麻五钱

以上治肾疸，目黄，浑身黄。

白茯苓二分　泽泻三分　猪苓四分　白术五分　苍术一钱

以上治小便赤涩。

黄柏二分　人参三分　葛根五分　神曲六分　甘草三钱

上锉如大豆大，分作二服，水三盏，煎至一盏，去渣，稍热食前服。

痔漏门

痔漏论

『原文』

《内经》曰[1]：因而饱食，筋脉横解[2]，肠澼[3]为痔。夫大肠，庚也[4]，主津。本性燥清[5]，肃杀之气；本位主收[6]，其所司行津，以从足阳明，旺则生化万物者也。足阳明为中州之土，若阳衰亦殒杀万物，故曰万物生于土而归于土者是也，以手阳明大肠司其化焉。既在西方本位，为之害蜚[7]，司杀之府。因饱食行房，忍泄前阴之气，归于大肠，木乘火势而侮燥金，故火就燥[8]也，大便必闭。

其疾甚者，当以苦寒泻火，以辛温和血润燥，疏风止痛，是其治也。以秦艽、当归梢和血润燥；以桃仁润血；以皂角仁除风燥；以地榆破血；以枳实之苦寒补肾，以下泄胃实；以泽泻之淡渗使气归于前阴，以补清燥受胃之湿邪也；白术之苦甘，以苦补燥气之不足，其甘味以泻火而益元气也，故曰甘寒泄火，乃假枳实之寒也。古人用药，为下焦如渎[9]，又曰：在下者引而竭之[10]，多为大便秘涩，以大黄推去之，其津血益不足，以当归和血，及油润之剂，大便自然软利矣。宜作锉汤以与之，是下焦有热，以急治之之法也。以地榆酸苦而坏胃，故宿食消尽，空心作丸服之。

『注释』

①《内经》曰：以下引文出自《素问·生气通天论》。

②筋脉横解：筋脉纵缓。横，放纵。解，同“懈”，弛缓不收。因过于饱食，中焦壅满，气机升降受阻，气血流通滞缓，致筋脉弛纵，收持无力。

③肠澼（pì 辟）：病名，痢疾的古称。澼，黏滑的液体，因自肠排出澼澼有声，故名。又《古今医鉴》：“夫肠澼者，大便下血也。”痢疾常见下血，可参。

④大肠，庚也：大肠与肺相表里，同属西方金位。庚为十天干之一，按照十天干与五行五方的配属，庚亦属西方金位，故有此语。

⑤本性燥清：金代刘完素《三消论》：肺“为燥金，主清”。六气中燥气属金，为秋之主气，故下文云为肃杀之气。大肠与肺相表里，与肺属性相同。清，清凉、清洁。《素问·五运行大论》：“西方生燥，燥生金……在脏为肺，其性为凉，其德为清。”《素问·气交变大论》：“西方生燥，燥生金，其德清洁。”

⑥本位主收：生长化收藏，是自然界一年四季生长变化的规律。春生夏长，秋收冬藏，收敛肃杀是秋令的特点。大肠应秋，故云主收。

⑦害蜚（fěi 翡）：阳明经阳络名称。害，杀害。蜚，生化。害蜚即杀害生化。《素问·皮部论》：“阳明之阳，名曰害蜚。”王冰注：“蜚，生化也。害，杀气也。杀气行则生化弭，故曰害蜚。”

⑧火就燥：出自《易·乾》：“水流湿，火就燥，云从龙，风从虎……各从其类也。”孔颖达疏：“此二者以形象相感。水流于地，先就湿处；火焚其薪，先就燥处。”水向湿处流，火往干处烧，指物之气质类似必相感应，后用以比喻事物发展的必然规律。此处指肝木之火刑金。

⑨下焦如渎：出自《灵枢·营卫生会》。指下焦灌渗水液、泌别清浊、排泻二便等，其功能如同沟渠排水，决渎流通。

⑩在下者引而竭之：出自《素问·阴阳应象大论》：“其下者，引而竭之。”《内经知要》注：“下者，病在下焦。竭者，下也，引其气液就下也，通利二便是也。”

『按语』

本论详述了痔漏的病因病机与治法。手阳明大肠主司行津液，若饱食行房，妄泄前阴之气，则精液损伤，病及大肠。大肠受病，不能制约风木，以致风木之令妄行，反侮燥金。既病之庚大肠，又在津液受伤的基础上更受风火之邪，一伤再伤，即成为痔漏的病因。故本病必先有便秘。

本病当以苦寒泻火、辛温和血润燥、疏风止痛为主要治法。从本论诸方可知，秦艽、当归、皂角仁、桃仁等是其赏用之品，东垣先生对本病更重视以油润之剂润燥，故文中强调不宜以大黄推荡，以免重伤津液。

『原文』

秦艽白术丸　治痔疾，并痔漏有脓血，大便燥硬，而作疼痛不可忍。

秦艽去芦　桃仁汤浸，去皮尖　皂角仁烧存性，已上各一两　当归梢酒浸　泽泻　枳实麸炒黄　白术已上各五钱　地榆三钱上为细末，和桃仁泥研匀，煎熟汤，打面糊为丸，如鸡头仁大，令药光滑，焙干，每服五七十丸，白汤下，空心服，待少时以美膳压之。忌生冷硬物，冷水冷菜之类，并湿面酒及辣辛热大料物之类，犯之则药无验也。

秦艽苍术汤　治痔疾，若破谓之痔漏。大便秘涩，必作大痛，此由风热乘食饱不通，气逼大肠而作也。受病者，燥气也；为病者，胃湿也。胃刑大肠，则化燥火，以乘燥热之实，胜风附热而来，是湿热风燥四气而合。故大肠头成块者，湿也；作大痛者，风也；若大便燥结者，主病兼受火邪，热结不通也。去此四者，其西方肺主诸气，其体收下，亦助病为邪，须当破气药兼之，治法全矣。以锉汤与之，其效如神。

秦艽去芦　桃仁汤浸，去皮另研　皂角仁烧存性，另研，已上各一钱　苍术制　防风已上各七分　黄柏去皮酒洗，五分　当归梢酒洗　泽泻已上各三分　梭身槟榔一分，另研　大黄少许，虽大便过涩，亦不可多用

上除槟榔、桃仁、皂角仁三味外，余药㕮咀如麻豆大，都作一服，水三盏，煎至一盏二分，去渣，入槟榔等三味末，再上火，煎至一盏，空心热服，待少时以美膳压之，不犯胃气也。服药日忌生冷硬物，及酒、湿面、大料物、干姜之类，犯之则其药无效。

如有白脓，加白葵花头五朵，去萼心，青皮半钱，不去白，入正药中同煎，木香三分为细末，同槟榔等三味依前煎服饵。古人治此疾多以岁月除之，此药一服则愈。

七圣丸　治大肠疼痛不可忍。叔和云[①]：积气生于脾脏傍，大肠疼痛阵难当，渐交稍泻三焦火，莫谩多方立纪纲。

羌活一两　郁李仁汤浸，去皮另研，一两五钱　大黄八钱，煨　槟榔　桂去皮　木香　川芎已上各五钱

上除郁李仁另研入外，共为细末，炼蜜为丸，如梧桐子大，每服三五十丸，白汤下，食前。取大便微利，一服而愈，切禁不得多利大便，其痛滋甚。

『注释』

①叔和云：以下引文出自高阳生《脉诀》。

『原文』

秦艽防风汤　治痔漏，每日大便时发疼痛。如无疼痛者，非痔漏也，此药主之。

秦艽　防风　当归身　白术已上各一钱五分　炙甘草　泽泻已上各六分　黄柏五分　大黄煨　橘皮已上各三分　柴胡　升麻已上各二分　桃仁三十个　红花少许

上锉如麻豆大，都作一服，水三盏，煎至一盏，去渣，稍热空心服之。避风寒，忌房事，酒湿面大辛热物。

秦艽羌活汤　治痔漏成块下垂，不任其痒。

羌活一钱二分　秦艽　黄芪已上各一钱　防风七分　升麻　炙甘草　麻黄　柴胡已上各五分　藁本三分　细辛少许　红花少许

上锉如麻豆大，都作一服，水二盏，煎至一盏，去渣，空心服之。忌风寒处大小便。

当归郁李仁汤　治痔漏，大便硬，努出大肠头，下血，苦痛不能忍。

郁李仁　皂角仁已上各一钱　枳实七分　秦艽　麻仁　当归梢　生地黄　苍术已上各五分　大黄煨　泽泻已上各三分

上锉如麻豆大，除皂角仁别为末，水三盏，煎至一盏，去渣，入皂角仁末调，空心食前服之，忌如前。

红花桃仁汤　治痔漏经年，因而饱食，筋脉横解，肠澼为痔。治法当补北方，泻中央。

黄柏一钱五分　生地黄一钱　泽泻八分　苍术六分　当归梢　汉防己　防风梢　猪苓已上各五分　麻黄二分　红花半分　桃仁十个

上锉如麻豆大，水三盏，煎至一盏，去渣，稍热食前服之，忌如前。

秦艽当归汤　治痔漏，大便结燥疼痛。

大黄煨，四钱　秦艽　枳实已上各一钱　泽泻　当归梢　皂角仁　白术已上各五分　红花少许　桃仁二十个

上都作一服，水三盏，煎至一盏，去渣，食前热服，忌如前。

阴痿阴汗门

阴痿阴汗及臊臭论

『原文』

一富者前阴臊臭，又因连日饮酒，腹中不和，求先师治之。曰：夫前阴者，足厥阴肝之脉络循阴器，出其挺末。凡臭者心之所主，散入五方为五臭[①]，入肝为臊，此其一也。当于肝经中泻行间，是治其本；后于心经中泻少冲，乃治其标。如恶针，当用药除之。酒者，气味俱阳，能生里之湿热，是风湿热[②]合于下焦为邪，故经云：下焦如渎。又云：在下者引而竭之。酒是湿热之水[③]，亦宜决前阴以去之。

『注释』

①凡臭者心之所主，散入五方为五臭（xiù 嗅）：出自《难经》三十四难、四十难。《难经集注》："心，火也，火化之物，五臭出焉，是故五臭心独主之也。"五臭，可用鼻子闻出来的气味，即臊、焦、香、腥、腐。东方臊，南方焦，中央香，西方腥，北方腐。

②风湿热：肝经湿热。风，指肝经。

③酒是湿热之水：《本草纲目》引朱丹溪文："本草止言酒性热而有毒，不言其湿中发热，近于相火……其久也病深，或消渴，或内疽……或癫痫，或痔漏，为难名之病，非具眼未易处也。"

『按语』

本论实为一医案，讨论了酒客前阴臊臭的病机与治法。本证病机为肝经湿热，当泻肝经以治其本，泻心经以治其标，针药并用，利小便以除酒之湿热。本论并未论及阴痿、阴汗，从论后诸方用药来看，亦责之于肝经湿热，又用黄柏、知母等药物，同时应并见下焦相火妄动。阴痿之证兼见两脚痿弱者，"治痿独取阳明"，在以上用药基础上增加补脾胃之治。阴汗又当随症止汗，予麻黄根、五味子等敛汗收涩。

『原文』

龙胆泻肝汤　治阴部时复热痒及臊臭。

柴胡梢　泽泻已上各一钱　车前子　木通已上各五分　生地黄　当归梢　草龙胆已上各三分

上锉如麻豆大，都作一服，水三盏，煎至一盏，去渣，空心稍热服，便以美膳压之。

此药柴胡入肝为引用，泽泻、车前子、木通淡渗之味利小便，亦除臊气，是名在下者引而竭之。生地黄、草龙胆之苦寒泻酒湿热，更兼车前子之类以撤肝中邪气。肝主血，用当归以滋肝中血不足也。

清震汤　治小便溺黄，臊臭淋沥，两丸如冰，阴汗浸多。

羌活　酒黄柏已上各一钱　升麻　柴胡　苍术　黄芩已上各五分　泽泻四分　麻黄根　猪苓　防风已上各三分　炙甘草　当归身　藁本已上各二分　红花一分

上锉如麻豆大，都作一服，水二盏，煎至一盏，去渣，临卧服，大忌酒湿面。

固真汤一名正元汤　治两丸冷，前阴痿弱，阴汗如水，小便后有余滴，尻臀并前阴冷，恶寒而喜热，膝下亦冷。

升麻　羌活　柴胡已上各一钱　炙甘草　草龙胆　泽泻已上各一钱五分　黄柏　知母已上各二钱

上锉如麻豆大，分作二服，水二盏，煎至一盏，去渣，空心稍热服，以早饭压之。

清魂汤一名柴胡胜湿汤　治两外肾[①]冷，两髀[②]阴汗，前阴痿，阴囊湿痒臊气。

柴胡　生甘草　酒黄柏已上各二钱　升麻　泽泻已上各一钱五分　当归梢　羌活　麻黄根　汉防己　草龙胆　茯苓已上各一钱　红花少许　五味子二十个

上锉如麻豆大，分作二服，水二盏，煎至一盏，去渣，食前稍热服，忌酒湿面房事。

『注释』

①外肾：睾丸。

②髀：股胯部、大腿。

『原文』

椒粉散 治前阴两丸湿痒痛，秋冬甚，夏月减。

肉桂二分 小椒 当归梢 猪苓已上各三分 蛇床子 黑狗脊已上各五分 麻黄根一钱 轻粉少许 红花少许 斑蝥两枚

上为末，干糁上，避风寒冷湿处坐卧。

补肝汤 治前阴冰冷，并阴汗，两脚痿弱无力。

黄芪七分 炙甘草五分 升麻 猪苓已上各四分 白茯苓 葛根 人参已上各三分 柴胡 羌活 陈皮 连翘 当归身 黄柏炒 泽泻 苍术 曲末 知母 防风已上各二分

上锉如麻豆大，都作一服，水二大盏，煎至一盏，去渣，空心稍热服，忌酒湿面。

温肾汤 治面色痿黄身黄，脚痿弱无力，阴汗。

柴胡 麻黄根已上各六分 白茯苓 白术 酒黄柏 猪苓 升麻已上各一钱 苍术 防风已上各一钱五分 泽泻二钱

上分作二服，每服水二大盏，煎至一盏，去渣，食前稍热服，一时辰许方食。

延胡丁香丸一名丁香疝气丸 治脐下撮急疼痛，并周身皆急痛，小便频数，及五脉急，独肾脉按之不急，皆虚无力，名曰肾疝。

羌活三钱 当归 茴香已上各二钱 延胡索 麻黄根节 肉桂已上各一钱 丁香 木香 甘草 川乌头已上各五分 防己三分 蝎十三个

上为细末，酒煮面糊为丸，如鸡头大，每服五十丸，空心盐白汤服。

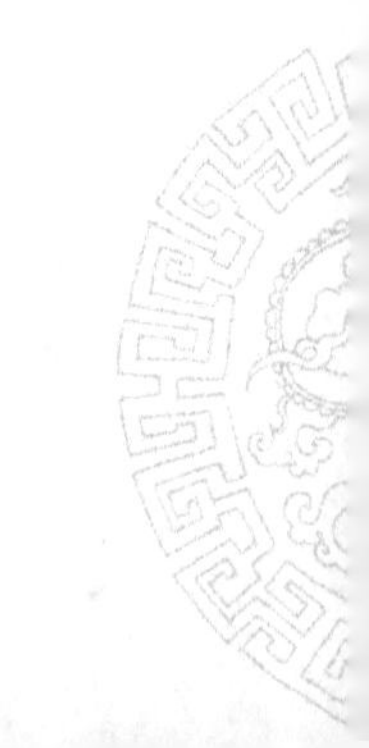

泻 痢 门

『按语』

本门无论。《东垣试效方·泻痢门》有泻痢肠澼论，详述了泻痢肠澼的病因病机和治法。饮食不节，起居不时，损伤胃气，使上升精华之气下降，则为飧泄，久则为肠澼。饮食所伤，有伤寒食者，有伤湿热者，其见症亦各异。当“求其所因，细查何气所胜，取相克之药平之，随其所利而利之，以平为期”。

『原文』

诃子皮散　　癸卯冬，白枢判家一老仆，面尘脱色，神气特弱，病脱肛日久，服药未验，复下赤白脓痢，作里急后重，白多赤少，不任其苦，以求其治。曰：此非肉食膏粱，必多蔬食，或饮食不节，天气虽寒，衣盖犹薄。不禁①而肠头脱下者，寒也。真气不禁②，形质不收③，乃血滑脱也。此乃寒滑，气泄不固，故形质下脱也。当以涩去其脱而除其滑，微酸之味固气上收，以大热之剂而除寒补阳，以补气之药升阳益气。

御米壳④去蒂萼，蜜炒　橘皮已上各五分　干姜炮，六分　诃子煨，去核，七分

上为细末，都作一服，水二盏，煎至一盏，和渣，空心热服。

『注释』

①不禁：承受不住。

②真气不禁：真气不藏。

③形质不收：指脱肛。

④御米壳：即罂粟壳。性平，味酸涩，有毒，可镇痛、止咳、止泻。

『按语』

世评东垣先生用药药味多，如韩信将兵，多多益善。然本下痢案用药精当，仅四味，颇见仲景遗风。本案为久病脱肛，复见下痢，既为冬日所发，必与寒邪

相关。既有内虚，复感外寒，故在收敛固脱的同时扶阳益气。本方急则治其标，待下痢愈后，还当进一步调理脾胃，益气升阳举陷，以除其脱肛之本。

《东垣试效方》本方方解："涩可去脱，以粟壳之酸微涩上收，固气去脱，主用为君也。以诃子皮之微酸上收固血，治其形脱。橘皮微苦温，益真气升阳，为之使。以干姜大辛热之剂除寒为臣。"

『原文』

升麻补胃汤 治宿有阳明血证[①]，因五月间大热吃杏[②]，肠澼下血，唧远散漫如筛，腰沉沉然，腹中不痛，血色紫黑，病名湿毒肠澼，属阳明、少阳经血证也。

白芍药一钱五分 升麻 羌活 黄芪已上各一钱 生地黄 熟地黄 独活 牡丹皮 炙甘草 柴胡 防风已上各五分 当归身 葛根已上各三分 肉桂少许

上锉如麻豆大，分作二服，每服水二盏，煎至一盏，去渣，食前稍热服。

『注释』

①阳明血证：阳明蓄血证，由素有瘀血，热传阳明所致。《伤寒论·辨阳明病脉证并治》："阳明证，其人喜忘者，必有蓄血。所以然者，本有久瘀血，故令喜忘。屎虽硬，大便反易，其色必黑者，宜抵当汤下之。"

②杏：《本草纲目》："酸热，有小毒。生食多，伤筋骨……寇宗奭曰：凡杏性皆热，小儿多食，致疮痈膈热。"

『按语』

肠澼与肠风、脏毒均不同。肠风由感外邪而致，随感随见，下清血而色鲜，必在粪前。脏毒由脏腑蕴积热毒，久而始见，下浊血而色暗，必在粪后。而肠澼则为邪气盛而正气衰，血与水谷齐出。《脾胃论·卷中·肠澼下血论》："夫肠澼者，为水谷与血另作一流，如唧筒涌出也。今时值长夏，湿热大盛，正当客气盛而主气弱也，故肠澼之病甚。"

本门治肠澼方有四，可将此病分为二类。一者为湿毒肠澼，与阳明、少阳相关，当祛湿热、升阳、和血脉。一者为中焦脾胃有内寒，当温中散寒。

『原文』

升阳去热和血汤　治肠澼下血，另作一流，其血唧出有力而远射，四散如筛，肠中血下行，腹中大作痛，乃阳明气冲，热毒所作也。当升阳去湿热，和血脉，是其治也。

橘皮二分　熟地黄　当归身　苍术　秦艽　肉桂已上各三分　生地黄　牡丹皮　生甘草已上各五分　升麻七分　熟甘草　黄芪已上各一钱　白芍药一钱五分

上㕮咀，都作一服，水四盏，煎至一盏，去渣，空心稍热服，立效。

益智和中汤　治肠澼下血，或血色紫黑，腹中痛，腹皮恶寒，右手关脉弦，按之无力，而喜热物熨之，内寒明矣。

肉桂一分　桂枝四分　牡丹皮　柴胡　葛根　益智仁　半夏已上各五分　当归身　炙甘草　黄芪　升麻已上各一钱　白芍药一钱五分　干姜少许

上为粗末，都作一服，水三盏，煎至一盏，去渣，食后温服。

芍药柏皮丸　治湿热恶痢、血痢，频并窘痛，无问脓血，并皆治之。

芍药　黄柏已上各一两　当归　黄连已上各五钱

上为末，饭为丸，如鸡头大，每服五七十丸，食前米饮汤下，忌油腻酒湿面等物。

和中益胃汤　治太阴、阳明腹痛，大便常泄，若不泄即秘而难见，在后传作湿热毒，下鲜红血，腹中微痛，胁下急缩，脉缓而洪弦，中下得之，按之空虚。

苏木一分　藁本　益智仁已上各二分　熟地黄　炙甘草已上各三分　当归身四分　柴胡　升麻已上各五分

上㕮咀，都作一服，水二盏，煎至一盏，去渣，空心温服。

槐花散　治肠澼下血，湿毒下血。

川芎四分　槐花[①]　青皮　荆芥穗　熟地黄　白术已上各六分　当归身　升麻已上各一钱

上为细末，每服三钱，米饮汤调下，食前，忌酒湿面生冷硬物。

『注释』

①槐花：苦，微寒。归肝、大肠经。凉血止血，清肝泻火。用于便血、痔血、血痢、崩漏、吐血、衄血，肝热目赤，头痛眩晕。

『原文』

茯苓汤　治因伤冷饭，水泄，一夜走十行，变作白痢，次日其痢赤白，腹中疠痛，减食热躁，四肢沉困无力。

生黄芩三分　当归身四分　肉桂　炙甘草已上各五分　猪苓　茯苓已上各六分　泽泻一钱　芍药一钱五分　苍术　生姜　升麻　柴胡已上各二钱

上㕮咀，如麻豆大，分作二服，每服水二盏，煎至一盏，去渣，稍热，食前服之。

黄芪补胃汤　治一日大便三四次，溏而不多，有时作泄，腹中鸣，小便黄。

黄芪　柴胡　当归身　益智　橘皮已上各三分　升麻六分　炙甘草二钱　红花少许

上㕮咀，都作一服，水二盏，煎至一盏，去渣，稍热，食前服之。

升阳除湿汤　自下而上者，引而去之。

苍术一钱　柴胡　羌活　防风　升麻　神曲　泽泻　猪苓已上各五分　炙甘草　陈皮　麦蘖面已上各三分

上都作一服，水二盏，煎至一盏，去渣，空心服之。

如胃寒肠鸣，加益智仁、半夏各五分，生姜三片，枣一枚，同煎。非肠鸣不得用。

人参益胃汤　治头闷，劳动则微痛，不喜饮食，四肢怠惰，躁热短气，口不知味，腹鸣，大便微溏，身体昏闷，觉渴，不喜冷物。

黄芪　甘草　当归梢　益智已上各二分　人参　黄芩　柴胡　半夏　白术已上各三分　陈皮　升麻已上各五分　苍术一钱五分　红花少许

上都作一服，水二盏，煎至一盏，去渣，稍热，食前服之。

升麻补胃汤　治因内伤，服牵牛、大黄食药，泄泻过多，腹中大痛。

甘草七分　升麻　柴胡　草豆蔻　黄芪已上各五分　半夏三分　当归身　干姜已上各二分　红花少许

上都作一服，水二盏，煎至一盏，去渣，稍热，食远服之。

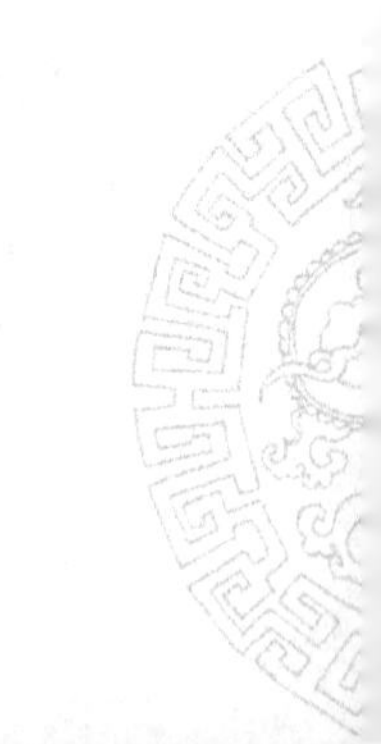

疮疡门

『原文』

散肿溃坚汤　　治马刀疮[①]，结硬如石，或在耳下至缺盆中，或肩上，或于胁下，皆手足少阳经中，及瘰疬遍于颏，或至颊车，坚而不溃，在足阳明经中所出。或二证疮已破，流脓水，并皆治之。

黄芩八钱，酒洗，炒一半，生用一半　草龙胆酒洗，各炒四遍　栝蒌根锉碎，酒洗　黄柏酒制　酒知母　桔梗　昆布已上各五钱　柴胡四钱　炙甘草　京三棱酒洗　广术酒洗，炒　连翘已上各三钱　葛根　白芍药　当归梢　黄连已上各二钱　升麻六分

上㕮咀，每服六钱，水二盏零八分，先浸多半日，煎至一盏，去渣，食后热服。于卧处伸足在高处，头低垂，每含一口，作十次咽，服毕，依常安卧，取药在膈上停蓄故也。另攒半料作细末，炼蜜为丸，如绿豆大，每服百余丸，用此药汤留一口送下。或加海藻五钱炒，亦妙。

『注释』

①马刀疮：耳之前后忽有疮状似马刀，如杏核，大小不一，名马刀疮，为淋巴结结核继发感染。本疮赤色如火烧烙极痛，发展甚猛。

『按语』

本疮疡门无论。《东垣试效方·疮疡门》详述了本病的病因病机及治法，认为主要由于过食厚味，湿热相搏，营气逆行，乃生疮疡。本病之治当以苦寒之剂为君，以泻其营气。

本门诸方主要涉及瘰疬和附骨痈。瘰疬是生于颈部的一种感染性外科疾病，在颈部皮肉间可扪及大小不等的核块，互相串连，其中小者称瘰，大者称疬，连贯如串者为瘰疬。形长如蛤蜊，色赤而坚，痛如火烙者为马刀。元代窦默《疮疡经验全书》云："此症手少阳三焦主之，大抵此经多气少血，因惊忧思虑故生此疾。"说明本病大多由情志不调所致。

从东垣先生治瘰疬诸方可知，本病多归于阳明、少阳二经，治以疏肝利胆、豁痰理气、清热解毒诸法。亦有脾肾不足之阴证，予补气升阳内托之法。

『原文』

升阳调经汤　治瘰疬绕颈，或至颊车，此皆由足阳明胃经中来。若疮深远，隐曲肉底，是足少阴肾经中来，乃戊脾传于癸肾，是夫传于妻[①]，俱作块子坚硬，大小不等，并皆治之，或作丸亦可。

升麻八钱　葛根　草龙胆酒制　黄芩酒制　广术酒洗，炒　京三棱酒洗，炒　炙甘草　黄连酒洗　连翘　桔梗已上各五钱　生黄芩四钱　当归梢　芍药已上各三钱　黄柏酒洗，二钱　知母酒洗，炒，一两

上另秤一半作末，炼蜜为丸，如绿豆大，每服百余丸。一半㕮咀，每服五钱，若能食，大便硬，可旋加至七八钱。水二盏，先浸半日，煎至一盏，去渣，临卧热服。足高去枕仰卧，噙一口，作十次咽之，留一口在后，送下丸药，服毕，其卧如常。

『注释』

①夫传于妻：古人认为土能克水，水为阴，土为阳，水为妻，土为夫。

『原文』

连翘散坚汤　治耳下或至缺盆，或肩上生疮，坚硬如石，动之无根，名曰马刀，从手足少阳经中来也。或生两胁，或已流脓，作疮未破，并皆治之。

柴胡一两二钱　草龙胆酒洗四次　土瓜根酒制，已上各一两　黄芩酒炒二次，七钱　当归梢　生黄芩　广术　京三棱同广术酒炒　连翘　芍药已上各五钱　炙甘草三钱　黄连酒炒二次　苍术已上各二钱

上另秤一半为细末，炼蜜为丸，如绿豆大，每服百余丸。一半㕮咀，每服五钱，水二盏，先浸多半日，煎至一盏，去渣，临卧热服。去枕仰卧，每口作十次咽之，留一口送下丸药。服毕卧如常，更以后药涂之。

龙泉散

龙泉粉[①]炒　瓦粉[②]　广术　京三棱酒洗，炒　昆布已上各五钱

上同为细末，煎热水调涂之，用此药去疾尤速。

『注释』

①龙泉粉：即磨刀石上粉，又称磨刀逛（yìn 印），龙白泉粉，外涂治瘰疬结核。磨刀石，又称越砥、砺石、羊肝石。

②瓦粉：即铅粉。

『原文』

救苦化坚汤　治瘰疬马刀挟瘿[1]，从耳下或耳后下颈至肩上，或入缺盆中，乃手足少阳之经分。其瘰疬在颏下，或至颊车，乃足阳明之经分，受心脾之邪而作也。今将二证合而治之。

黄芪一钱　护皮毛间腠理虚，及活血脉，生血，亦疮家圣药也。又能补表，实元气之弱也。

人参三分　补肺气之药也。如气短不调及喘者加之。

炙甘草五分　能调中和诸药，泻火益胃气，亦能去疮邪。

真漏芦　升麻已上各一钱　葛根五分　　此三味，俱足阳明本经药也。

连翘一钱　此一味，十二经疮中之药[2]，不可无者，能散诸血结气聚，此疮家之神药。

牡丹皮三分　去肠胃中留滞宿血[3]。

当归身　生地黄　熟地黄已上各三分　　此三味，诸经中和血、生血、凉血药也。

白芍药三分　如夏月倍之。其味酸，其气寒，能补中，益肺之虚弱，治腹中痛必用之。冬寒则不可用。

肉桂二分　大辛热，能散结积，阴证疮疡须当少用之，此寒因热用之意。又为寒阴覆盖其疮，用大辛热以消浮冻之气。如有烦躁者去之。

柴胡八分　功同连翘。如疮不在少阳经则去之。

黍粘子[4]三分　无肿不用。

羌活一钱　独活　防风已上各五分　　此三味，必关手足太阳证，脊痛项强，不可迴视，腰似折，项似拔者是也。其防风一味辛温，若疮在膈已上，虽无手足太阳经证亦当用之，为能散结，去上部风邪。病人身拘急者，风也。

昆布二分　其味大咸，若疮坚硬结硬者宜用，咸能软坚。

京三棱煨，二分　广术煨，三分　　此二味，若疮坚硬甚者用之，如不坚硬勿用[5]。

益智仁二分　如唾多者，胃不和也。或病人吐沫吐食，胃上寒者加之，无则去之。

大麦蘖面一钱　治腹中缩急，兼能消食补胃。

神曲末炒黄色，二分　为食不消化故也。

黄连去须，三分　以治烦闷。

黄柏炒，三分　如有热，或腿脚无力加。如有躁烦欲去衣者，肾中伏火也，更宜加之。无此证勿用。

厚朴三钱二分，姜制　如腹胀者加之，无则勿用。

上为细末，汤浸蒸饼和丸，捻作饼子，日干，捣如米粒大，每服三钱，白汤下。

如气不顺，加橘皮，甚者加木香少许，量病人虚实，临时斟酌与之。无令药多，妨其饮食，此治之大法也。

如止在阳明分为瘰疬者，去柴胡、黍粘子二味，余皆用之。

如在少阳分为马刀挟瘿者，去独活、漏芦、升麻、葛根，更加瞿麦穗三分。

如本人素气弱，其病势来时气盛而不短促者，不可考其平素，宜作气盛而从病变之权也。宜加黄芩、黄连、黄柏、知母、防己之类，视邪气在上中下三处。

假令在上焦，加黄芩一半酒洗，一半生用；在中焦，加黄连一半酒洗，一半生用；在下焦，则加酒制黄柏、知母、防己之类，选而用之。如本人大便不通，而滋其邪盛者，加酒制大黄以利。

如血燥而大便燥干者，加桃仁、酒制大黄二味。

如风结燥不行者，加麻仁、大黄。

如风涩而大便不行，加煨皂角仁、大黄、秦艽以利之。

如脉涩，觉身有气涩而大便不通者，加郁李仁、大黄以除气燥也。

如阴寒之病，为寒结闭而大便不通，以《局方》中半硫丸，或加煎附子、干姜冰冷与之。

大抵用药之法不惟疮疡一说，诸疾病量人素气弱者当去苦寒之药，多加人参、黄芪、甘草之类，泻火而先补其元气，余皆仿此。

『注释』

①马刀挟瘿：发于颈腋部之淋巴结结核，又名疬串。因其所发形长如马刀，挟颈所生，状如缨络，故名。

②十二经疮中之药：连翘，《本草纲目》引张元素语："连翘之用有三：泻心经客热，一也；去上焦诸热，二也；为疮家圣药，三也。"时珍自云："乃少阴心

经、厥阴包络气分主药也。诸痛痒疮疡皆属心火，故为十二经疮家圣药。”

③去肠胃中留滞宿血：牡丹皮可清热凉血，又可活血化瘀。《本草纲目》：“除癥坚瘀血留舍肠胃。”

④黍粘子：即牛蒡子。

⑤若疮坚硬甚者用之，如不坚硬勿用：《本草纲目》引王好古语：“三棱色白属金，破血中之气，肝经血分药也。三棱、莪术治积块疮硬者，乃坚者削之也。”

『原文』

柴胡连翘汤　治男子妇人马刀疮。

中桂三分　当归梢一钱五分　黍粘子二钱　炙甘草　酒黄柏　生地黄已上各三钱　柴胡　黄芩炒　酒知母　连翘已上各五钱　瞿麦穗六钱

上锉如麻豆大，每服五钱，水二大盏，煎至一盏，去渣，稍热，食后服之。

黍粘子汤　治耳痛生疮。

昆布　苏木　生甘草　蒲黄　草龙胆已上各一分　黍粘子　连翘　生地黄　当归梢　黄芩　炙甘草　黄连已上各二分　柴胡　黄芪已上各三分　桔梗三钱　桃仁三个　红花少许

上锉如麻豆大，都作一服，水二盏，煎至一盏，去渣，稍热，食后服。忌寒药利大便。

净液汤一名连翘防风汤　治皮肤痒，腋下疮，背上疮，耳聋耳鸣。

桂枝二分　连翘　生地黄　桔梗　升麻　甘草已上各五分　当归梢七分　麻黄　草豆蔻仁　羌活　防风　柴胡　苍术已上各一钱　酒黄芩一钱　红花少许

上锉如麻豆大，都作一服，水二盏，煎至一盏，去渣，食后热服。

消肿汤　治马刀疮。

黍粘子炒　黄连已上各五分　当归梢　甘草已上各一钱　栝蒌根　黄芪已上各一钱五分　生黄芩　柴胡已上各二钱　连翘三钱　红花少许

上㕮咀，每服五钱，水二盏，煎至一盏，去渣，稍热，食后服。忌酒湿面。

内托羌活汤　治足太阳经中左右尺脉俱紧，按之无力，尻臀生痈，坚硬肿痛大作。

肉桂三分　连翘　炙甘草　苍术　橘皮已上各五分　当归梢　防风　藁本已上各一钱　黄芪一钱五分　黄柏酒制　羌活已上各三钱

上㕮咀，都作一服，水二盏，酒一盏，煎至一盏，去渣，稍热，空心服。以夹衣盖痈上，使药力行罢，去盖之衣。

升麻托里汤 治妇人两乳间出黑头疮，疮顶陷下，作黑眼子，其脉弦洪，按之细小。

黄柏二分 肉桂三分 黍粘子五分 黄芪 炙甘草 当归身已上各一钱 连翘 升麻 葛根已上各一钱五分

上㕮咀，都作一服，水一大盏，酒半盏，同煎至一盏，去渣，稍热，食后服。

内托黄芪汤 贾德茂小男，于左大腿近膝股内出附骨痈[1]，不辨肉色[2]，漫肿，皮泽木硬，疮势甚大。其左脚乃肝之髀上[3]也，更在足厥阴肝经之分，少侵足太阴脾经之分。其脉左三部细而弦，按之洪缓微有力。此药主之。

生地黄一分 黄柏一分 肉桂三分 羌活五分 当归梢七分半 土瓜根酒制 柴胡梢已上各一钱 连翘一钱三分 黄芪二钱

上㕮咀，都作一服，酒一盏，水二盏，煎至一盏，去渣，空心热服。

『注释』

①附骨痈：病名，痈疽之发于骨关节者，相当于急性化脓性骨髓炎。

②不辨肉色：皮肉之色不变。

③左脚乃肝之髀上：意为左脚大腿隶属于肝经。

『按语』

附骨痈为化脓性骨髓炎的一种，是因毒邪深沉，附着于骨的化脓性疾病。急性期称附骨痈，慢性期称附骨疽，多见于儿童和青壮年，男多于女，好发于四肢长骨。急性化脓性骨髓炎起病急骤，常见高热、寒战等全身症状。从东垣先生描述的症状看，并无急性期所见症，应为附骨疽。附骨疽在《诸病源候论·附骨痈肿候》中即称为附骨痈："附骨痈亦由体盛而当风取凉，风冷入于肌肉，与热气相搏，伏结近骨成痈。其状无头，但肿痛而阔，其皮薄泽，谓之附骨痈也。"东垣先生所用内托之法，亦符合附骨疽治法。

『原文』

柴胡通经汤 治小儿项侧有疮，坚而不溃，名曰马刀疮。

柴胡 连翘 当归梢 生甘草 黄芩 黍粘子 京三棱 桔梗已上各二分 黄连五分 红花少许

上锉如麻豆大，都作一服，水二大盏，煎至一盏，去渣，稍热，食后服。忌苦药泄大便。

白芷升麻汤 尹老家素贫寒，形志皆苦，于手阳明大肠经分[1]出痈，幼小有癞疝，其臂外皆肿痛，在阳明。左右寸脉皆短，中得之俱弦，按之洪缓有力。此痈得自八风[2]之变，以脉断之，邪气在表。其证大小便如故，饮食如常，腹中和，口知味，知不在里也；不恶风寒，止热躁，脉不浮，知不在表也。表里既和，邪气在经脉之中。《内经》云：凝于经络为疮痈。其痈出身半已上，故风从上受之，故知是八风之变为疮者也。故治其寒邪，调其经脉中血气，使无凝滞而已。

炙甘草一分　升麻　桔梗已上各五分　白芷七分　当归梢　生地黄已上各一钱　生黄芩一钱五分　酒黄芩　连翘　黄芪已上各二钱　中桂少许　红花少许

上㕮咀，分作二服，酒水各一大盏半，同煎至一盏，去渣，稍热，临卧服。一服而愈。

『注释』

①手阳明大肠经分：手阳明大肠经所过之处，此指臂外部。

②八风：八方之风。不同文献所说不一。《灵枢·九宫八风》：风从南方来，名曰大弱风；从西南方来，名曰谋风；从西方来，名曰刚风；从西北方来，名曰折风；从北方来，名曰大刚风；从东北方来，名曰凶风；从东方来，名曰婴儿风；从东南方来，名曰弱风。此东垣先生当指外感风寒。

『按语』

《东垣试效方·疮疡门》明疮疡之本末论云："营气逆行，凝于经络为疮疡也。此邪不在表，亦不在里，惟在其经，中道病也。"认为本病病位在于经络，当以苦寒之剂去其壅滞，疏通经络。如见风脉、风证，只可用发表之风药，慎不可下。本案正合上述，由外感风寒凝于手阳明经络，而致手臂肿痛，以苦寒之剂加风药去之。《东垣试效方》白芷升麻汤无当归梢、生地黄、连翘、中桂。

『原文』

保生救苦散 治火烧，或热油烙，及脱肌肉者。

生寒水石　大黄火煨　黄柏油炒，各等分

上为细末，用油调涂之，或干用此药涂之，其痛立止，日近完复，永无破伤风之患。

一上散 治诸般疥癣必效。

雄黄通明手呵破者 黑狗脊 蛇床子炒 熟硫黄已上各五钱 寒水石六钱 斑蝥十三个，去翅足毛，研碎

上另研雄黄、硫黄、寒水石如粉，次入斑蝥和蛇床子、黑狗脊为细末，同研匀，先洗疥癣令汤透，去痂，油调手中擦热，以鼻中臭三两次，擦上，可一上即愈。

如痛甚及肿满高起者，加寒水石一倍。

如不苦痒，只加黑狗脊。

如微痒，只加蛇床子。

如疮中有虫，加雄黄。

如喜火炙汤浴者，加硫黄。

圣愈汤 治诸恶疮，血出多而心烦不安，不得睡眠，亡血故也，以此药主之。

生地黄 熟地黄 川芎 人参已上各三分 当归身 黄芪已上各五分

上㕮咀，如麻豆大，都作一服，水二大盏，煎至一盏，去渣，稍热，无时服。

独圣散 治汤泡破，火烧破，疮毒疼痛。

生白矾

上为细末，芝麻油调，扫疮破处，不拘时候。

黄芪肉桂柴胡酒煎汤 治附骨痈，坚硬漫肿，不辨肉色，行步作痛，按之大痛。

黄芪 当归梢已上各二钱 柴胡一钱五分 黍粘子炒 连翘 肉桂已上各一钱 升麻七分 炙甘草 黄柏已上各五分

上㕮咀，好糯酒一大盏半，水一大盏半，同煎至一大盏，去渣，空心温服，少时便以早饭压之，不致大热上攻中上二焦也。

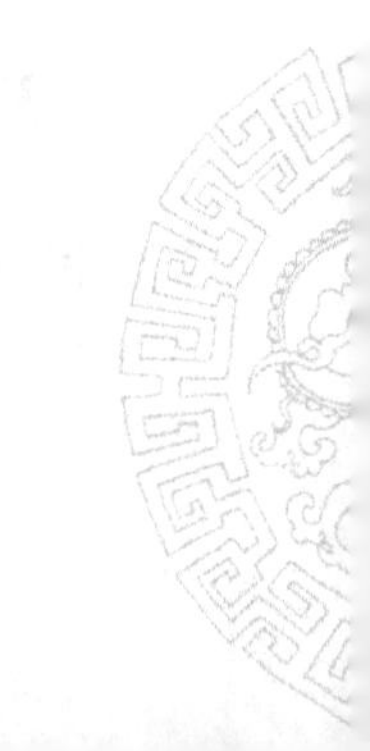

杂 病 门

『原文』

安神丸[①] 治心神烦乱，怔忡，兀兀欲吐，胸中气乱而热，有似懊憹之状，皆膈上血中伏火，蒸蒸然不安，宜用权衡法以镇阴火之浮越，以养上焦之元气。经云[②]：热淫所胜，治以甘寒，以苦泻之。以黄连之苦寒去心烦，除湿热为君，以甘草、生地黄之甘寒泻火补气，滋生阴血为臣，以当归补血不足，以朱砂纳浮留之火[③]而安神明也。

黄连一钱五分，酒洗　朱砂一钱，水飞　酒生地黄　酒当归身　炙甘草已上各五分

上件除朱砂水飞外，捣四味为细末，同和匀，汤浸蒸饼为丸，如黍米大，每服十五丸，津唾咽下，食后。

『注释』

①安神丸：《东垣试效方》作“朱砂安神丸”，用药服法全同。

②经云：以下引文出自《素问·至真要大论》。原文为“热淫所胜，平以咸寒，佐以苦甘，以酸收之。”

③浮留之火：指上冲之阴火。

『按语』

本方同下朱砂安神丸、当归补血汤、柴胡升麻汤、火郁汤五方，在《东垣试效方》中为“烦热发热门”方。本门有《烦热发热论》，认为烦躁当责之于心火，火旺则金烁水亏，肺肾两虚，当予仲景栀子豉汤治之。发热者，虚热当予甘寒之剂泻热补气；实热可以辛苦大寒之剂下之；若火郁而热，则应予以汗法，火郁发之。

『原文』

朱砂安神丸[①] 治心烦懊憹，心乱怔忡，上热，胸中气乱，心下痞闷，食入反出。

朱砂四钱　黄连五钱　生甘草二钱五分

上为末，汤浸蒸饼为丸，如黍米大，每服十丸，食后津唾咽下。

『注释』

①朱砂安神丸：《东垣试效方》作"黄连安神丸"，用药服法全同。

『原文』

补气汤　治皮肤间有麻木，乃肝气不行故也。

白芍药　橘皮不去白，已上各一两五钱　炙甘草　黄芪已上各一两　泽泻五钱

上㕮咀，每服一两，水二盏，煎至一盏，去渣，温服。

当归补血汤　治妇人肌热躁热，目赤面红，烦渴引饮，昼夜不息，其脉洪大而虚，重按全无。《内经》曰：脉虚血虚，脉实血实。又云：血虚发热，证象白虎，惟脉不长，实为辨也。若误服白虎汤必死，此病得之于饥困劳役。

黄芪一两　当归身二钱，酒制

上㕮咀，都作一服，水二盏，煎至一盏，去渣，稍热空心服。

『按语』

当归补血汤方主治血虚发热，其热势甚猛，极似白虎汤证。《内外伤辨惑论・卷上・辨证与中热颇相似》详辨此证，认为脾胃虚弱者，于天气大热之时劳役过度，可患此证。始得此证时与白虎证极似，"若误与白虎汤，旬日必死。"何以辨之？"此证脾胃大虚，元气不足，口鼻中气皆短促而上喘"。阳明病日晡时加剧，本证此时以后病必少减。从脉象上看，白虎证脉洪大有力，本证脉虽洪大，却重按全无，为其辨也。

『原文』

柴胡升麻汤　治男子妇人四肢发热，肌热，筋骨热，表热如火燎，以手扪之烙人。夫四肢者，属脾土也，热伏地中，此病多因血虚而得之。又有胃虚过食冷物，郁遏阳气于脾土之中，此药主之。

升麻　葛根　独活　羌活　白芍药　人参已上各五钱　炙甘草　柴胡已上各三钱　防风二钱五分　生甘草二钱

上㕮咀，每服五钱，水二大盏，煎至一盏，去渣，热服。忌寒冷之物。

火郁汤　治五心烦热，是火郁于地中。四肢者，脾土也。心火下陷于脾土之中，郁而不得伸，故经云火郁则发之。

升麻　葛根　柴胡　白芍药已上各一两　防风　甘草已上各五钱

上㕮咀，每服五钱，水二大盏，入连须葱白三寸，煎至一盏，去渣，稍热，不拘时候服。

小黄丸　化痰涎，和胃气，除湿，治胸中不利。

黄芩一两　半夏姜汤制　白术已上各五钱　陈皮　青皮去白　黄芪已上各三钱　泽泻二钱　干姜一钱五分

上为末，汤浸蒸饼为丸，如绿豆大，每服五十丸，食远，温水下。

黄芩利膈丸　除胸中热，利膈上痰。

生黄芩　炒黄芩已上各一两　半夏　黄连　泽泻已上各五钱　南星　枳壳　陈皮已上各三钱　白术二钱　白矾五分

上为末，汤浸蒸饼为丸，如梧桐子大，每服三五十丸，食远，温水下。忌酒湿面。

补益肾肝丸　治目中流火，视物昏花，耳聋耳鸣，困倦乏力，寝汗恶风，行步不正，两足欹侧，卧而多惊，脚膝无力，腰以下消瘦。

柴胡　羌活　生地黄　苦参炒　防己炒，已上各五分　附子　肉桂已上各一钱　当归身二钱

上为细末，熟水为丸，如鸡头仁大，每服五十丸，食前温水下。

太阳经嚏药

防风二分　羌活三分　红豆二个

上为细末，鼻内嗃之。

麻黄茱萸汤　治胸中痛，头痛，食减少，咽嗌不利，右寸脉弦急。

麻黄　羌活已上各五分　吴茱萸　黄芪　升麻已上各三分　黄芩　当归　黄柏　藁本已上各二分　川芎　蔓荆子　柴胡　苍术　黄连　半夏已上各一分　细辛少许　红花少许

上锉如麻豆大，都作一服，水二盏，煎至一盏，去渣，稍热服，食后。

黄芪汤　治表虚恶风寒。

黄芪五钱　甘草三钱　香白芷二钱五分　藁本　升麻已上各二钱　草豆蔻　橘皮已上各一钱五分　麻黄　当归身已上各一钱　莲花青皮七分　柴胡六分　黄柏少许

上㕮咀，每服五钱，水二盏，煎至一盏，去渣，不拘时服。

除湿补气汤一名清神补气汤　治两腿麻木，沉重无力，多汗喜笑，口中涎下，

身重如山，语声不出，右寸脉洪大。

升麻六钱　苍术四钱　酒黄柏　柴胡　黄芪已上各三钱　酒知母　藁本　生甘草　当归已上各二钱　五味子　陈皮已上各一钱五分

上锉如麻豆大，每服五钱，水二盏，煎至一盏，去渣，空心服之，待少时以早饭压之。

参归汤　补气血俱不足。

黄芪十分　甘草　生地黄已上各五分　柴胡　草豆蔻仁　升麻已上各四分　当归身三分　熟地黄　人参已上各二分　益智仁少许　红花少许

上锉如麻豆大，都作一服，水二盏，煎至一盏，去渣，食远服。

升阳汤　治阳跷痫疾，足太阳经寒，恐则气下行，宜升阳气。

炙甘草五钱　麻黄不去节　防风已上各八钱　羌活一两五钱

上㕮咀，每服五钱，水二盏，煎至一盏，去渣，稍热空心服。

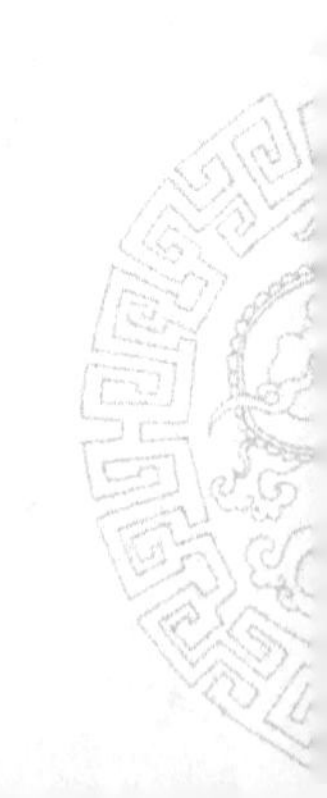

自 汗 门

自 汗 论

『原文』

或问湿之与汗，为阴乎？为阳乎？曰：西南坤土也，在人则为脾胃也。人之汗犹天地之雨也，阴滋其湿，则为雾露，为雨也。阴湿下行，地之气也。汗多则亡阳，阳去则阴胜也，甚为寒中。湿胜则音声如从瓮中出，湿若中水也。相法家有说：土音如居深瓮里，言其壅也，远也，不出也，以明其湿审矣。又知此二者亦为阴寒也，《内经》云：气虚则外寒①。虽见热中，蒸蒸为汗，终传大寒，知始为热中，表虚亡阳，不任外寒，终传寒中，多成痹塞矣。色以候天，脉以候地②。形者，乃候地之阴阳也，故以脉气候之，皆有形无形之可见者也。

『注释』

①气虚则外寒：出自《素问·调经论》，原文为"阳虚则外寒"。
②色以候天，脉以候地：《素问·移精变气论》："色以应日，脉以应月。"

『按语』

《东垣试效方·杂病门·人之汗以天地之雨名之》云："湿盛则霖霪骤注。"以人之汗类比天地之雨，雨因湿盛而注下，人之汗亦由湿盛而致。脾胃受伤，湿气大行则自汗，汗多则亡阳，终传为寒证。湿盛者语声则发土音，五音与五行相应，木火土金水应角徵宫商羽。土音为宫音，宫音的特点即音如从瓮中发出，回音明显，俗语所说瓮声瓮气者。此自汗既由脾虚湿盛所致，自当予补脾胃收涩之法。

『原文』

调卫汤　治湿胜自汗，补卫气虚弱，表虚不任风寒。

黄芪　麻黄根已上各一钱　羌活七分　生甘草　当归梢　生黄芩　半夏姜制已上各五分　麦门冬　生地黄已上各三分　猪苓二分　苏木　红花已上各一分　五味子七个

上锉如麻豆大，都作一服，水二盏，煎至一盏，去渣，稍热服。

中风证必自汗，不得重发其汗。

清燥汤　治六月、七月间湿令大行，子能令母实而热旺，湿热相合必刑庚大肠。寒冷以救之，燥金受湿热之邪，绝寒水生化之源，源绝则肾亏，痿厥之病大作，腰以下痿软瘫痪不能动，行步不正，两足欹侧，此药主之。

黄芪一钱五分　橘皮　白术　泽泻已上各五分　人参　白茯苓　升麻已上各三分　炙甘草　麦门冬　当归身　生地黄　神曲末　猪苓已上各二分　柴胡　酒黄柏　黄连　苍术已上各一分　五味子九个

上锉如麻豆大，每服五钱，水二盏，煎至一盏，去渣，空心热服。

『按语』

六七月正属长夏季节，太阴湿土主令，湿气大盛。火为土之母，子令母实，则心火大旺，火盛克金，湿热相合，刑庚大肠，应见泻痢、肠澼诸证。清燥汤文说“燥金受湿热之邪，绝寒水生化之源”，当为肺金受邪，肺为水之上源，源绝肾水必亏，发为痿厥之疾。故其治在补中益气的基础上加诸泻火、除湿、利水之剂。

『原文』

当归六黄汤　治盗汗之圣药也。

当归　生地黄　熟地黄　黄柏　黄芩　黄连已上各等分　黄芪加一倍

上为粗末，每服五钱，水二盏，煎至一盏，食前服。小儿减半服之。

红豆散　治头重如山，此湿气在头也。

麻黄根炒，五钱　苦丁香五分　羌活炒　连翘炒，各三分　红豆十个

上为细末，鼻内嗃之。

活血通经汤　灵寿县董监军，癸卯冬大雪时，因事到真定，忽觉有风气暴至，诊候得六脉俱弦甚，按之洪实有力。其证手挛急，大便秘涩，面赤热，此风寒始至加于身也。四肢者，脾也。以风寒之邪伤之，则搐急而挛痹，乃风淫末疾而寒在外也。《内经》曰：寒则筋挛[①]，正谓此也。本人素饮酒，内有实热乘于肠胃之间，故大便秘涩而面赤热，内则手足阳明受邪，外则足太阴脾经受风寒之邪。用桂枝、甘草以却其寒邪而缓其急搐，又以黄柏之苦寒滑以泻实而润燥，

急救肾水。用升麻、葛根以升阳气，行手足阳明之经，不令遏绝。更以桂枝辛热，入手阳明之经为引用，润燥。复以芍药、甘草专补脾气，使不受风寒之邪而退木邪，专益肺金也。加人参以补元气为之辅佐，加当归身去里急而和血润燥。此药主之。

芍药五分　升麻　葛根　人参　当归身　炙甘草已上各一钱　酒黄柏　桂枝已上各二钱

上锉如麻豆大，都作一服，水二大盏，煎至一盏，热服，不拘时。令暖房中近火，摩搓其手。

『注释』

①寒则筋挛：出自《素问·皮部论》，原文为“寒多则筋挛骨痛”。

『按语』

本案为外感风寒、内有实热之太阳、阳明两感证。时值冬日，风气暴至，并见六脉俱弦甚，未见明显紧象，当以风邪为主，故处以桂枝汤加减。手挛急者，脾主四肢，风淫末疾，当为脾虚风气盛之象，故虽见大便秘涩，脉洪实，亦未予承气汤攻伐，而以当归身和血润燥。

『原文』

泻荣汤　治疠风[1]，满面连头极痒不任，眉毛脱落。先砭其处，令恶气消尽后服此药。

连翘　升麻已上各六分　桔梗五分　生黄芩　生地黄已上各四分　黄芪　苏木　黄连　地龙　全蝎　当归已上各三分　白豆蔻　人参已上各二分　甘草一分半　梧桐泪一分　麝香少许　桃仁三个　虻虫去翅足，炒，三个　水蛭三个，炒令烟尽

上锉如麻豆大，除连翘、梧桐泪、白豆蔻另为细末，麝香、虻虫、水蛭三味同为细末，都作一服，水二盏，酒一盏，入连翘煎至一盏，去渣，再入白豆蔻二味，并麝香等再煎至七分，稍热，早饭后午前服之。忌酒湿面生冷硬物。

『注释』

①疠风：即麻风。

『按语』

《东垣试效方·杂病门·脉风成疠》论述了麻风病的病因病机及治法。认为本病为风邪客于经脉，与营气相合生热，使血脉腐坏而致。治法当以锐针刺其处，出其恶气，并以泻心火、补肺气、破血祛热、升阳之剂治之。

『原文』

人参益气汤　治两手指麻木，四肢困倦，怠惰嗜卧，乃热伤元气也。

黄芪八钱　生甘草　人参已上各五钱　白芍药三钱　柴胡二钱五分　炙甘草　升麻已上各二钱　五味子一百四十个

上㕮咀，分作四服，每服水二盏，煎至一盏，去渣，稍热，食远服。

导气汤　治两腿麻木沉重。

黄芪八钱　甘草六钱　青皮四钱　升麻　柴胡　当归梢　泽泻已上各二钱　橘皮一钱　红花　五味子一百二十个

上㕮咀，分作四服，每服水二大盏，煎至一盏，去渣，食前热服。

补中汤　治面黄，汗多，目赤，四肢沉重，减食，腹中时时痛，咳嗽，两手寸脉短，右手脉弦细兼涩，关脉虚。

升麻　柴胡　当归已上各二分　神曲三分，炒　泽泻四分　大麦蘖面　苍术已上各五分　黄芪二钱五分　炙甘草八分　红花少许　五味子二十个

上㕮咀，分作二服，水二盏，煎至一盏，去渣，食远服。

麻黄苍术汤　治秋冬每夜五更嗽，连声不绝，乃至天晓日高方缓。日苦两胁下痛，心下痞闷，卧而多惊，筋挛，肢节疼痛，痰唾涎沫，日晚神昏，呵欠，不进饮食。

麻黄八钱　苍术五钱　黄芪一钱五分　草豆蔻六分　柴胡　羌活已上各五分　生甘草　当归梢　防风已上各四分　炙甘草　黄芩已上各三分　五味子九个

上㕮咀，分作二服，水二盏，煎至一盏，稍热，临卧服。

上清汤　清利头目，宽快胸膈。

人参　蔓荆子已上各五分　防风一钱　葛根一钱五分　黄芪三钱　甘草四钱

上㕮咀，分作二服，水二盏，煎至一盏，去渣，临卧热服。

以夹衣盖覆，不语，须臾汗出为效。

术桂汤一名麻黄苍术汤　治寒湿所客，身体沉重，胃脘痛，面色痿黄。

苍术二钱　麻黄　炒神曲　橘皮　白茯苓　泽泻已上各一钱　桂枝　半夏　草

豆蔻仁　猪苓已上各五分　黄芪三分　炙甘草二分　杏仁十个

上都作一服，水二盏，生姜五片，煎至一盏，去渣，食前热服。

正气汤　治盗汗。

炒黄柏　炒知母已上各一钱五分　炙甘草五分

上为粗末，生作一服，水二盏，煎至一盏，食前温服。

趁痛丸　治打扑闪损，腰痛不可忍。

乳香　没药已上各一钱　白莴苣子一两，炒黄　乌梅一个　白粟米一钱，炒黄

上为细末，炼蜜为丸，如弹子大，每服一丸，细嚼，温酒空心下。

退热汤　治表中虚热，或遇夜则甚。

黄芪一钱　柴胡七分　生甘草　黄连酒制　黄芩　芍药　地骨皮　生地黄去血热　苍术已上各五分　当归身　升麻已上各三分

上㕮咀，作一服，水二盏，煎至一盏，去渣，食远温服。

如身体力困者，加麦门冬、五味子已上各五分，人参、甘草已上各一钱。

解表升麻汤　治遍身壮热，骨节疼痛。

升麻　羌活　苍术已上各一钱　防风八分　柴胡　甘草已上各七分　当归　藁本已上各五分　橘皮三分

冬加麻黄不去节，春加麻黄去节。上㕮咀，作一服，水二盏，煎至一盏，去渣温服，后以葱醋汤发之，得微汗为效。

天麻黄芪汤　治表有风证，因连日酣饮，其证复来，右口角并眼颇有侧视，及左手左脚腿麻木疼痛。

天麻　芍药　神曲炒　羌活肢节不痛去之　茯苓已上各三分　人参　黄连已上各四分　当归五分　黄芪　甘草　升麻　葛根　黄柏　苍术已上各六分　泽泻七分　柴胡九分

上㕮咀，作一服，水三盏，煎至一盏，去渣，食远温服，或加猪苓六分。

健步丸　治膝中无力，伸而不得屈，屈而不能伸，腰背腿膝沉重，行步艰难。

防己酒洗，一两　羌活　柴胡　滑石炒　炙甘草　栝蒌根酒洗，已上各五钱　泽泻　防风已上各三钱　苦参酒洗　川乌已上各一钱　肉桂五分

上为细末，酒糊为丸，如梧桐子大，每服七十丸，煎愈风汤下，空心服。

白术除湿汤　治午后发热，背恶风，四肢沉重，小便或多或少，黄色。此药又治汗后发热。

白术一两　生地黄炒　地骨皮　泽泻　知母已上各七钱　赤茯苓　人参　炙甘草　柴胡已上各五钱

上为粗末，每服五钱，水二盏，煎至一盏，去渣，食远温服。

如小便快利，减茯苓、泽泻一半。

如有刺痛，一料药中加当归身，酒洗七钱。

加味四君子汤 治久疟，热多寒少不止。

白术 白茯苓 人参 甘草 柴胡 薄荷叶 黄芩已上各等分

上㕮咀，每服五钱，水二盏，生姜三片，枣一枚，煎至一盏，去渣，不拘时候服。

泻血汤 治发热昼少而夜多，太阳经中尤甚。昼病则在气，夜病则在血，是足太阳膀胱血中浮热，微有气也。既病人大小便如常，知邪气不在脏腑，是无里证也。外无恶寒，知邪气不在表也。有时而发，有时而止，知邪气不在表不在里，知在经络也。夜发多而昼发少，是邪气下陷之深也。此杂证当从热入血室而论之。

生地黄酒洗，炒 熟地黄 蒲黄 丹参酒炒 当归酒洗去土 汉防己酒洗，炒 柴胡去芦 甘草梢炙 羌活已上各一两 桃仁去皮，三钱，汤浸

上为粗末，每服五钱，水一盏半，煎至一盏，去渣，空心温服。

洗面药 治面有䵟䵳，或生疮，或生痤痱及粉刺之类。并去皮肤燥痒，去垢腻，润泽肌肤。

皂角三斤，去皮弦子，另捣 好升麻八两 楮实子五两 白芨一两，细锉 甘松七钱 缩砂连皮 白丁香腊月收 三柰子已上各五分 绿豆八合，拣净另捣 糯米一升二合

上为细末，用之如常。

莹肌如玉散 白丁香 白芨 白牵牛 白蔹已上各一两 白芷七钱 当归梢 白蒺藜 升麻已上各五钱 白茯苓 楮实子已上各三钱 麻黄去节二钱 白附子 连翘已上各一钱五分 小椒一钱

上为细末，用之如常。

面油摩风膏 麻黄 升麻去黑皮 防风已上各二钱 羌活去皮 当归身 白芨 白檀已上各一钱

上用小油半斤，以银器中熬，绵包定前药，于油中熬之得所，澄净去渣，入黄蜡一两，再熬之为度。

小儿门

治惊论

『原文』

外物惊，宜镇心，以黄连安神丸。若气动所惊，宜寒水石安神丸。大忌防风丸[①]，治风辛温之药必杀人，何也？辛散浮温热者，火也，能令母实，助风之气盛，皆杀人也。因惊而泄青色，先镇肝以朱砂之类，勿用寒凉之气，大禁凉惊丸[②]。风木旺必克脾胃，当先实其土，后泻其木。阎孝忠[③]编集钱氏方，以益黄[④]补土，误矣。其药有丁香，辛热助火，火旺土愈虚矣。青橘皮泻肺金，丁香辛热，大泻肺与大肠。脾实当泻子，今脾胃虚反更泻子而助火，重虚其土，杀人无疑矣。其风木旺证，右关脉洪大，掌中热，腹皮热，岂可以助火泻金？如寒水来乘脾土，其病呕吐腹痛，泻痢青白，益黄散圣药也。今立一方，先泻火补金，大补其土，是为神治之法。

黄芪汤

黄芪二钱　人参一钱　炙甘草五分

上㕮咀，作一服，水一大盏，煎至半盏，去渣，食远服，加白芍药尤妙。

此三味皆甘温，能补元气，甘能泻火。《内经》云：热淫于内，以甘泻之，以酸收之。白芍药酸寒，寒能泻火，酸味能泻肝而大补肺金。所补得金土之位，金旺火虚，风木何由而来克土，然后泻风之邪。

『注释』

①防风丸：疑为《太平惠民和剂局方》天麻防风丸。组成：白僵蚕、干蝎、天麻、防风、人参、朱砂、雄黄、麝香、炙甘草、牛黄。主治一切惊风。

②凉惊丸：钱乙《小儿药证直诀》方，主治小儿惊痫抽搐。组成：草龙胆、防风、青黛、钩藤、黄连、牛黄、麝香、龙脑。

③阎孝忠：北宋儿科医家。又名季忠，字资钦，许昌（今河南许昌）人，一

说大梁（今河南开封）人，曾任宣教郎。幼多病，经儿科名医钱乙治得愈。稍长，精研钱氏治疾之术，遂精儿科。先后多方收集钱氏医方及著作，集成《小儿药证直诀》三卷。

④益黄：益黄散，钱乙《小儿药证直诀》方，主治小儿脾胃虚弱，与下文东垣先生之益黄散不同。组成：陈皮、丁香、诃子、青皮、炙甘草。

『按语』

小儿惊风之证有数种，有急惊，有慢惊。急惊钱乙以凉泻之，如凉惊丸，经曰：风淫于内，治以辛凉。故不可以辛温治之。若慢惊，为风木乘土而致，故东垣先生认为当先实脾土，后散风邪。钱氏益黄散为小儿补脾胃之剂，然东垣先生认为不可一例用之，当先审脾中寒热。本方丁香、青皮为辛热之剂，如中寒呕吐、腹痛可用，若伤热所致之吐泻慢惊则大忌之。《东垣试效方·杂病门》有治惊各有所因用药不同论，可互参。

『原文』

夫益黄散、理中丸、养神丸之类，皆治脾胃寒湿大盛，神品之药也。若得脾胃中伏热火，劳役不足之证，及服热药巴豆之类，胃虚而成慢惊之证，用之必伤人命。夫慢惊风者，皆由久泻，脾胃虚而生也。钱氏以羌活膏[①]疗慢惊风，误矣。脾虚者，由火邪乘其土位，故曰从后来者为虚邪。火旺能实其木，木旺故来克土，当于心经中以甘温补土之源，更于脾土中泻火以甘寒，更于脾土中补金以酸凉，致脾土中金旺火衰，风木自虚矣。损食多进药愈，前药[②]是也。

『注释』

①羌活膏：钱乙《小儿药证直诀》方，主治小儿脾胃虚慢惊。组成：羌活、川芎、人参、赤茯苓、白附子、天麻、白僵蚕、白花蛇、川附子、防风、麻黄、豆蔻肉、鸡舌香、藿香叶、木香、轻粉、珍珠、麝香、牛黄、龙脑、雄黄、辰砂。

②前药：应指前方黄芪汤。

『按语』

益黄散、理中丸之类俱为辛热之剂，用之必当详辨。慢惊之证，皆久泻脾胃虚损而致，脾土既虚，肝木更加克伐之。故当以甘温补土，甘寒泻火，酸凉补肺金，使金旺火衰，风木自虚。钱氏羌活膏俱多辛热之品，不可轻用。

『原文』

益黄散　治胃中风热。

黄芪二钱　陈皮去白　人参已上各一钱　芍药七分　生甘草　熟甘草已上各五分　黄连少许

上为细末，每服二钱，水一盏，煎至五分，食前服。

升阳益血汤　二月间，有一小儿未满一百日，病腹胀二日，大便一度，瘦弱，身黄色。宜升阳气，滋血益血补血，利大便。

蝎梢二分　神曲末　升麻已上各三分　当归　厚朴已上各一钱　桃仁十个

上都作一服，水一大盏，煎至半盏，去渣，食远热服。

厚肠丸　治小儿失乳，以食饲之，未有食肠，不能克化，或生腹胀，四肢瘦弱，或痢色无常。

厚朴　青皮已上各二分　橘红　半夏　苍术　人参已上各三分　枳实　麦蘖面　神曲末已上各五分

上为极细末，水煮面糊为丸，如麻子大，每服二十丸，温水送下，食前，忌饱食。

补阳汤　时初冬，一小儿二岁，大寒证，明堂青脉，额上青黑，脑后青络高起，舌上白滑，喉鸣而喘，大便微青，耳尖冷，目中常常泪下，仍多眵，胸中不利，卧而多惊，无搐则寒。

黄柏　橘皮　葛根　连翘　蝎梢　炙甘草已上各一分　升麻　黄芪　柴胡已上各二分　当归身　麻黄已上各三分　吴茱萸　生地黄　地龙已上各五分

上㕮咀，都作一服，水一大盏半，煎至六分，去渣，乳食后热服。服药之后添喜笑精神，出气和顺，乳食旺。

大芜荑汤一名栀子茯苓汤　治黄疳土色，为热为湿，当小便不利。今反利，知黄色为燥，胃经中大热。发黄脱落，知膀胱与肾俱受土邪，乃大湿热之证。鼻下断作疮者，土逆行，荣气伏火也。能乳者，胃中有热也，寒则食不入。喜食土者，胃不足也。面黑色者，为寒为痹。大便青寒，褐色，血黑色，热蓄血中，间黄色，肠中有热。治法当滋荣润燥，除寒热，致津液。

防风　黄连已上各一分　黄柏　炙甘草　麻黄不去根节　羌活已上各二分　山栀子仁　柴胡　茯苓已上各三分　当归四分　大芜荑　白术已上各五分

上锉如麻豆大，都作一服，用水一大盏半，煎至六分，去渣，食前稍热服。

塌气退黄汤一名茯苓渗湿汤　治小儿面色痿黄，腹膜胀，食不能下。

白术　柴胡已上各半分　升麻一分　桂枝　麻黄　吴茱萸　厚朴　羌活　草豆蔻　神曲末　苍术　泽泻　白茯苓　猪苓　黄柏　橘红已上各二分　青皮　黄连已上各五分　杏仁二个

上都作一服，水二大盏，煎至一盏，去渣，食前温服。

中满分消丸　枳实　黄连去须　厚朴已上各五分　干姜　姜黄　猪苓已上各一钱　橘皮　甘草　白术已上各一钱五分　砂仁　泽泻　茯苓已上各三钱　半夏四钱　黄芩一两二钱

上为细末，汤浸蒸饼为丸，如黍米大，每服三五十丸，温水下。

消痞丸

黄连五钱　黄芩二钱　厚朴七分　姜黄五分　干生姜　人参已上各四分　甘草三分　枳实二分　橘皮一分

上为细末，汤浸蒸饼为丸，如黍米大，每服三十丸，随乳下。

瘢　疹　论

『原文』

夫瘢疹[①]始出之证，必先见面燥腮赤，目胞亦赤，呵欠烦闷，乍凉乍热，咳嗽嚏喷，足稍冷，多睡惊，并疮疹之证，或生脓胞，或生小红瘢，或生瘾疹，此三等不同，何故俱显上证而后乃出？盖以上诸证皆太阳寒水起于右肾之下，煎熬左肾，足太阳膀胱寒水夹脊逆流，上头下额，逆手太阳丙火，不得传导，逆于面上，故显是证，盖旺壬癸寒水克丙丁热火故也，诸瘢证皆从寒水逆流而作也。医者当知此理，乃敢用药。

夫胞[②]者，一名赤宫，一名丹田，一名命门，主男子藏精施化，妇人系胞有孕，俱为生化之源，非五行也，非水亦非火，此天地之异名也，象坤土之生万物也。夫人之始生也，血海始净，一日、二日，精胜其血则为男子；三日、四日、五日，血脉已旺，精不胜血则为女子。二物相搏，长生先身谓之神，又谓之精，道释二门言之本来面目是也。其子在腹中，十月之间随母呼吸。呼吸者，阳气也，而生动作，滋益精气神，饥则食母血，渴则饮母血，儿随日长，皮肉筋骨血脉形气俱足，十月降生，口中尚有恶血，啼声一发，随吸而下。此恶血复归命门胞中，僻于一隅，伏而不发，直至因内伤乳食，湿热之气下流，合于肾中，二火交攻，致营气不从，逆于肉理，恶血乃发。诸癍疹皆出于膀胱壬水，其疡后聚肉理，归于阳明。故三番癍[3]始显之证，皆足太阳壬膀胱克丙小肠。其始出皆见于面，终归于阳明肉理，热化为脓者也。二火炽甚，反胜寒水，遍身俱出，此皆[4]从足太阳传变中来也。

当外发寒邪，使令消散，内泻二火，不令交攻其中，令湿气上归，复其本位，可一二服立已。仍令小儿以后再无二番[5]癍出之患，此《内经》之法，览者详之。

『注释』

①癍疹：痘疮，即后世所称之天花。

②胞：从下文论述看，此“胞”不仅指胞宫，应指生殖系统。

③三番癍：即前所述之脓胞、小红癍、瘾疹。

④此皆：此二字后原衍“出”字，据《东垣试效方·卷四·癍疹论》删。

⑤二番：第二次。

『按语』

天花一病在世上已不复存在，此治法已没有太多的现实意义，但从论中还可见古人对生殖的看法。如认为人之生殖系统为生化之源，不在五行之中，象坤土之生万物。如受胎之时，父精胜母血则为男，不胜则为女。

关于命门，学说甚多。《内经》云：“命门者，目也。”张介宾注为“致命之处”，《难经》又将命门定位为右肾。至明代，温补学派大倡命门学说，认为命门为人身生命的本源之处，藏有真水真火，位于两肾之间。此处东垣先生对命门的看法也应为较早的命门学说。

『原文』

消毒救苦散　治癍证悉具，消化[1]便令不出，如已出希者，再不生癍。

防风　羌活　麻黄根　升麻　生地黄　连翘初出者减，出大者加　酒黄柏已上各五分　当归身　黄连已上各三分　川芎　藁本　柴胡　葛根　酒黄芩　生黄芩　苍术已上各二分　细辛　生甘草　白术　陈皮　苏木　红花已上各一分　吴茱萸半分

上锉如麻豆大，每服五钱，水二大盏，煎至一盏，去渣，稍热空心服。

『注释』

①消化：消散化毒。

『原文』

夫瘢疹出者皆因内伤，必出瘢，营气逆故也。大禁牵牛、巴豆食药，宜以半夏、枳、术、大黄、益智仁之类去其泄泻，止其吐。若耳尖冷，呵欠，睡中惊，嚏喷眼涩，知必出瘢也。诸大脓泡、小水泡瘢[①]、瘾疹三色，皆营气逆而寒复[②]其表，宜以四味升麻汤[③]中加当归身、连翘，此定法也。

如肺成脓瘢，先嗽喘，或气高而喘促，加人参，少加黄芩，以泻伏火而补元气。

如心出小红瘢，必先见嗌干惊悸，身热，肌肉肿，脉弦洪，少加黄连。

如命门出瘾疹，必先骨疼身热，其疼痛不敢动摇，少加生地黄，又加黄柏。

诸瘢疹皆为阴证，疮皆因内伤饮食，脾胃不足，营气逆行，虽火热内炽，阴覆其外，治法如前[④]。

『注释』

①小水泡瘢：《东垣试效方·卷四·瘢疹论》作“小红瘢”。

②复：作“覆”字解。《东垣试效方·卷四·瘢疹论》即作“覆”。

③四味升麻汤：即升麻葛根汤，《阎氏小儿方论》方，又名升麻汤。主治伤寒温疫，风热壮热，头痛肢体痛，疮疹已发未发。组成有干葛、升麻、芍药、炙甘草。

④治法如前：《东垣试效方·卷四·瘢疹论》作：“故钱仲阳制四物升麻汤发之，如有传变证，依加减法服之。”

辨小儿瘢证

『原文』

呵欠　嚏喷　睡中发惊　或耳尖冷　眼涩　或辨复食

口热　或口醋气　奶瓣不消　或腹中痛

如癍证少具，其癍未发，乃与升麻汤三五钱，带热服之。待身表温和，癍疹已显，服药乃止。

如其身凉，其癍未出，辨得是癍证，无问服数，直候身表温和，及癍疮已显，然后乃止，只时时与桔梗汤，宽胸膈，利咽喉。

桔梗汤　如癍已出，只时时与之，快咽喉，宽利胸膈。

桔梗二钱　甘草一钱，炙

上为粗末，每服三钱，水一大盏，煎至六分，去渣，大温，时时服之，不可计服数。

如见伤食证，又见癍证，先与不犯大黄、巴豆药，克化过，再与升麻汤。

如食重伤，前药不能过，再与犯大黄、巴豆药过。

如大便行，当即便与升麻汤服之，恐癍子内陷，已后临时作，罪过。

如癍子已出稠密，身表热，急与下项。

黍粘子汤　如癍子已出稠密，身表热，急与此药服之，防后青干黑陷。

黍粘子炒香　当归身酒洗　炙甘草已上各一钱　柴胡　连翘　黄芪　黄芩已上各一钱五分　地骨皮二钱

上同为粗末，每服二钱，水一大盏，煎至六分，去渣，温服，空腹服药毕，且休与乳食。

麻黄柴胡升麻汤　治小儿寒郁而喘，喉鸣，腹中鸣，腹满，鼻流清涕，脉沉急而数。

麻黄　草豆蔻仁　益智仁已上各一钱五分　吴茱萸　厚朴已上各二分　当归梢　甘草　柴胡　生黄芩已上各一分　升麻　神曲　苏木已上各半分　全蝎二个　红花少许

上锉如麻豆大，分作二服，水一大盏，煎至七分，去渣，食远服。忌风寒，微有汗则效。

附　录

《兰室秘藏》学术思想概要

《兰室秘藏》一书为李杲所撰综合性医书。李杲（1180—1251），字明之，金代真定（今河北正定）人，晚年自号东垣老人，金元四大家之一，脾胃学说创始人。本书由东垣弟子罗天益整理，约刊行于1276年，其时东垣已逝。全书共三卷，分述了饮食劳倦、中满腹胀、心腹痞、胃脘痛、眼耳鼻、口齿咽喉、妇人、疮疡等21门病证，有论有案，切于实用，是学习东垣及易水学派学术思想的重要参考书。是书收录于《四库全书》，书名“兰室”，《四库全书总目提要》(以下简称《提要》)谓其“盖取《黄帝素问》藏诸灵兰之室语”，表明其珍藏价值。《提要》认为东垣主张“土为万物之母，脾胃为生化之源”，而详辨内伤之证，“极言寒凉峻利之害”，是由于“预睹刘、张两家末流攻伐之弊”，即刘完素、张从正寒凉攻伐之法流传甚广，以致滥用之流弊，作是书“而早防其渐也”。《提要》又提及东垣用药特点，不同于《金匮要略》以后方书之药味无多，并引《唐书》许允宗言引证之：“病之于药，有正相当，惟须单用一味，直攻彼病，药力既专，病即立愈。”东垣制方则“动至一二十味”，但“君臣佐使相制相用，条理井然”。罗天益刊行是书，目的在于传播东垣思想，“不止一身行之，欲人人行之，又欲天下万世行之。不止一方蒙泽，欲举世蒙泽，又欲千世亿世蒙泽也”。

（一）对脾胃内伤病因的分类

是书开篇即为《饮食劳倦门》，对脾胃受伤所致内伤病从病因上划分为两大类，即饮食所伤与劳倦所伤。饮食所伤之因为“水谷之寒热”和“饮食自倍，肠胃乃伤”“分之为二，饮也，食也”，即饮伤与食伤。

饮伤者则伤肺，为水湿之邪。轻者“当发汗利小便，使上下分消其湿”，重者当以峻剂攻逐水饮以利下。饮伤虽未明示所饮为何物，但其主方葛花解酲汤为酒积用方，出自是书《酒伤病论》篇，其治法“止当发散，汗出则愈矣”，“其次莫如利小便。二者乃上下分消其湿”，与饮伤治法完全一致。又及，罗天益于《卫生宝鉴·卷四·饮伤脾胃论》中亦专论饮酒所伤，可知此饮伤主要应指饮酒所伤。文中又云“形寒饮冷则伤肺”，故可知此饮伤主要包括伤酒及伤寒饮。

酒性属热，其伤为“水之热”，寒饮属寒，其伤为“水之寒”，两者皆为水湿之邪，故一属湿热，一属寒湿。《阴痿阴汗门》载一“前阴臊臭”又饮酒案，“酒者气味俱阳，能生里之湿热，是风湿热合于下焦为邪”，故“在下者引而竭之”，予龙胆泻肝汤。《酒伤病论》篇又载有除湿散，治伤马奶子并牛羊酪水一切冷物。五苓散方加减云：“治伤冷饮者”“治伤食兼伤冷饮者”“治伤冷饮不恶寒者”，皆为伤“水之寒”所用方。

至于食伤，主要伤及太阴和厥阴，东垣《内外伤辨惑论·辨脉》认为此太阴有二，一者为手太阴肺，一者为足太阴脾，《内外伤辨惑论·重明木郁则达之之理》：“胸中者，太阴肺之分野。”食物填塞胸中，肺金之气不得舒伸，克伐厥阴肝木，使肝木之气郁遏于下，故予瓜蒂散吐之，吐去胸中填塞之物，肝木之气得以舒畅则郁结去。另有枳术丸、半夏枳术丸、橘皮枳术丸等，皆可用于食伤。其中枳术丸一方为东垣老师张元素方，最为其所推崇。此方为张元素根据《金匮要略》枳术汤化裁的一张方剂，枳实一两，白术二两，荷叶裹，烧饭为丸。白术苦甘温，补脾胃之元气，除胃中之湿热；枳实味苦寒，泄心下之痞闷，“滋养谷气而补令胃厚”。本方药味与原方相同，只改动了用量和剂型。原方枳实用量重于白术，以消化水饮为主，兼顾脾胃。张氏改汤为丸，白术用量重于枳实，以补养脾胃为主，兼消痞实。后又发展化裁出很多新方，如东垣的橘皮枳术汤、半夏枳术丸、曲蘖枳术丸、木香枳术丸，明代李梃的橘半枳术丸，以及张介宾的香砂枳术丸等。

饮食所伤之治，东垣颇多嘱意之处，如“其所伤之物，寒热温凉，生硬柔软，所伤不一，难立定一法，只随所伤之物不同各立治法，临时加减用之”。用药当问病人禀气盛衰，所伤寒物热物，“诊其脉候，伤在何脏”，若伤热物二分，寒物一分，则当用寒药二分，热药一分，“相合而与之，则荣卫之气必得周流”。

（二）杂病论治重视调理脾胃

《兰室秘藏》一书总体论述杂病，以论治为主。脾胃受损则诸疾蜂起，在杂病论治中以调理脾胃为基本宗旨。如论治血证，东垣认为调理脾胃乃治血证之本，脾胃与气血的化生、循行有密切关系，“脾胃为血气阴阳之根蒂也”，多采用甘温益气健脾摄血法，用人参饮子、益胃升阳汤等方，“先补胃气以助生发之气”。治血证诸方中多用黄芪、人参，运用养阴止血、益气止血、升阳止血、养血止血等多种止血方法。如《衄血吐血门》一贫者吐血案，“此病久虚弱”，又因冬季伤寒，“而有火热在内，上气不足，阳气外虚，当补表之阳气，泻其里之虚热”，故效麻黄汤法发汗并调补脾胃，予麻黄桂枝汤。妇人崩漏，皆由“脾胃有亏，下陷于肾，与相火相合，湿热下迫，经漏不止”，宜大补脾胃而升举血气，主方升阳除湿汤，“治女子漏下恶血，月事不调，或暴崩不止”，其病机由脾土受邪，心火乘脾，以此方除湿祛热，寓火郁则发之之意。方后又云：“此药乃从权之法，用风胜湿，为胃下陷而气迫于下，以救其血之暴崩也。并血恶之物住后，必须黄芪、人参、炙甘草、当归之类数服以补之，于补气升阳汤中加以和血药便是也。若经血恶物下之不绝，尤宜究其根源，治其本经，只益脾胃，退心火之亢，乃治其根蒂也。”

又如内障眼病，亦治以脾胃为先。“五脏六腑之精气皆禀受于脾，上贯于目”。若“因心事烦冗，饮食失节，劳役过度，致脾胃虚弱”，则“邪害空窍，天明则日月不明”，凡精神、饮食、劳役诸多因素俱可致脾胃虚弱，引发目疾，故不可“不理脾胃及养血安神”。代表方如圆明内障升麻汤，以补中升阳为主，其中药物葛根最能鼓舞胃气，干姜、茯苓、防风、五味子等皆升清温中，健脾养血。

（三）脾胃病论治重视升发脾气

东垣脾胃内伤理论上非常重视升发脾气，在治疗时喜用风阳升药升麻、柴胡等以助其生升之性。东垣认为，全身气机以脾胃运化产生之气为基础。《脾胃虚损论》云：“人之饮食入胃，营气上行，即少阳甲胆之气也。”“胃气、谷气、元气、甲胆上升之气，一也，异名虽多，止是胃气上升者也。”所谓生发诸阳上升之气实是指脾气，胃主收纳，脾主运化，是以脾为升清之气。如前述之枳术丸以荷叶烧饭为丸，东垣分析荷叶，其“中央空，象震卦之体。震者，动也，人感之生足少阳甲胆也”。震在先天八卦中的位置与胆相同，都处于风木的位置上，荷叶形似震卦，色青，与少阳甲胆同属风木，“食药感此气之化，胃气何由不上升乎？”又寓从阴引阳，升发少阳之气之理。东垣先生补脾胃，极其重视升发少阳胆气。少阳胆气为春生之气，只有胆气升发，脾胃之气才能更好地升发，寓有“一年之计在于春”之理。

又如《腰痛门》对腰腿疼痛的治疗，用风阳升药较多，既用升麻、柴胡升举阳气，又用羌活、防风诸风药，既助君药升发脾气，又可祛风通络，胜湿止痛。曹通甫役人小翟寒湿腰痛一案，所用川芎肉桂汤，其中防风、独活、川芎、柴胡、羌活诸药皆为风阳升药。又如麻黄复煎散方，治阴室中汗出所致之走注疼痛，“一身尽痛，盖风湿相搏也”。以升阳发汗之法，“令风湿去而阳升”，方中柴胡、防风、羌活、麻黄皆为风阳升药。

（四）健脾除湿是论治脾胃病要法

健脾除湿是《兰室秘藏》内伤脾胃病中的常用治法，对于脾虚湿滞之证，健脾即能除湿。因湿邪困阻必妨碍脾运，故常于祛湿的同时佐以健脾助运之品，如白术、茯苓、苍术等，湿去则脾胃之气无所伤。并用升阳化湿、风药胜湿、滋阴除湿等多种除湿之法。湿邪阻滞有寒热之分，因此治湿邪为患也当分清寒湿与湿热，寒湿当温化，湿热宜清利，因势利导，驱邪外出。如治湿热腰腿疼痛苍术汤，湿重于热，以防风、苍术除湿为主，黄柏清热降火，柴胡升阳为辅。治湿热为病之拈痛汤，以升麻、防风、羌活风阳药疏风胜湿，白术、苍术健脾燥湿，黄芩、知母、苦参、茵陈清热除湿，猪苓、泽泻利水渗湿。而对内伤脾胃、元气不足所致的腰腿疼痛，东垣仍用补气升阳药，然后再根据辨证随症用药。

东垣治湿常根据湿邪所客部位不同，如表里、上中下三焦之异，因证施治，即所谓上下分消其湿，发汗、利小便以导湿。湿客肌表则宜从表解，因寒湿夹杂尤多，故常取羌活、防风、独活、藁本、苍术等与升麻、柴胡、甘草为伍，组成辛甘发散之剂，既能升发脾胃之气，又能疏散卫表而除湿。湿性重浊趋下，故下焦湿病多用淡渗利湿之品，茯苓、猪苓、泽泻、车前、木通等，如治酒伤之葛花解酲汤、五苓散等。又有泻大便之法，盖因湿浊蕴结腹中，散之不可，利之不去，可借通腑以驱之，如中满分消丸。

《兰室秘藏》一书代表了东垣脾胃学术思想在临证各科的实践应用，理论上与《脾胃论》《内外伤辨惑论》一脉相承，将脾胃学说融汇贯穿于各类疾病的病因病机、诊断与治疗中，各科证治虽然各有特点，总体仍不离脾胃之宗旨，其理法方药、论治经验于今日之临床仍有确切指导意义。

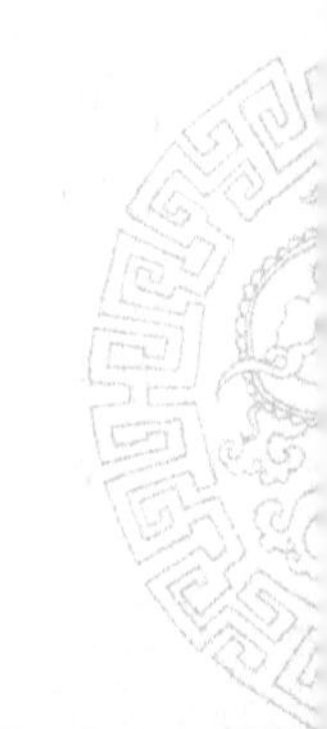